암을
고치는
한방

**한의학, 면역으로 승부한다**
**암을 고치는 한방**

**초판 1쇄 인쇄일** 2011년 8월 10일
**초판 2쇄 발행일** 2013년 1월 15일

**지은이** 김성수, 성신

**펴낸이** 박준자
**편집** 박희선, 문영은
**마케팅** 이현진

**발행처** 케이앤피북스
**브랜드** 소란
**등록번호** 제311-2007-04호

**주소** 서울 종로구 자하문로 108 백악빌딩 4층
**문의** 02-737-5252
**팩스** 02-359-5885
**전자우편** knpbooks@knpbooks.com
**홈페이지** www.knpbooks.co.kr
**블로그** soranbook.blog.me

**ISBN** 978-89-6420042-1 (03510)

※ 소란은 (주)케이앤피북스의 단행본 브랜드입니다.
※ 이 책은 저작권법에 의해 보호받는 저작물입니다.
저자와 소란의 허락 없이 내용의 일부를 인용하거나 발췌하는 것을 금합니다.

# 암을 고치는 한방

## 한의학, 면역으로 승부한다

김성수 · 성신 지음

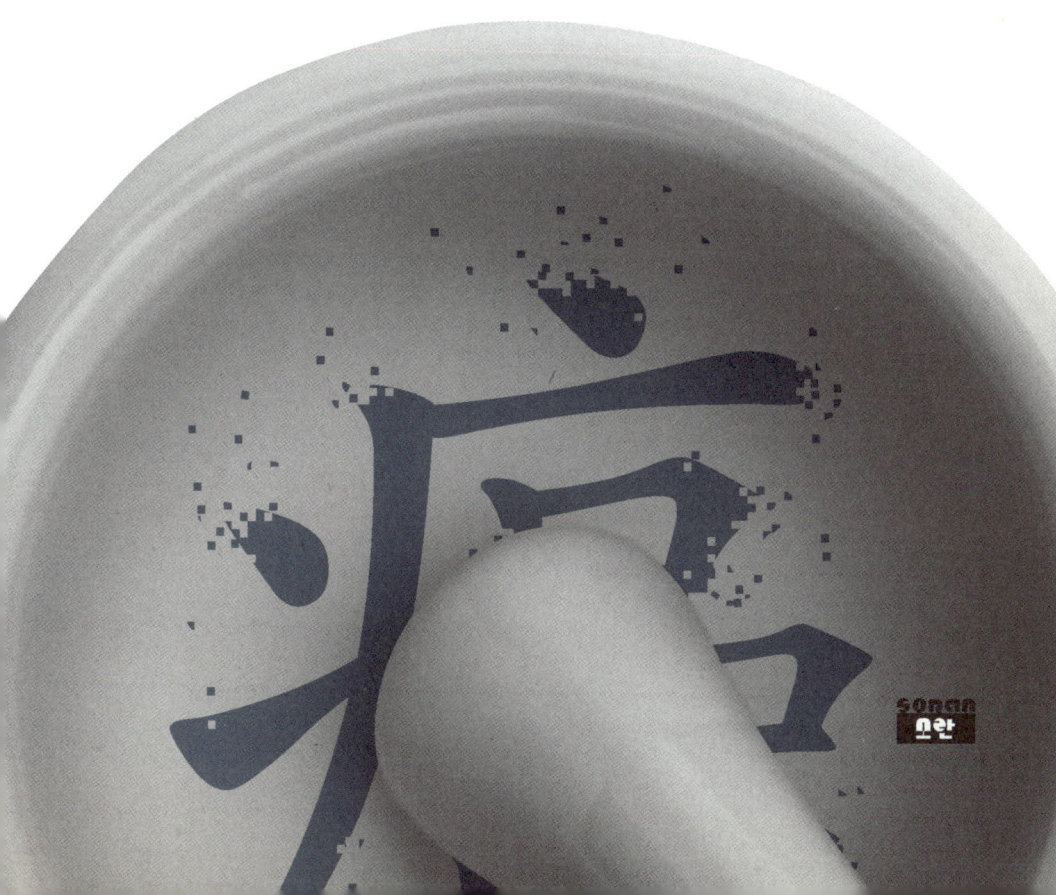

## prologue ▶ 공동집필자
## ▶ 김성수의 여는 글

　나는 태어나서 첫돌이 오기도 전에 소아마비를 앓았다. 내가 태어난 제주는 당시만 하여도 의료 혜택이 제대로 미치지 않는 곳이었고 나 역시 예방접종을 제대로 받지 못했다. 그 후유증으로 우측 다리에 장애가 생겼고, 그로 인해 어린 시절 내내 잔병치레를 하며 보내야 했다. 장애인인 내가 다른 아이들과 똑같이 할 수 있는 건 공부였다. 당시 공부나 책읽기가 나의 유일한 취미였다.

　학교에 들어갔지만 늘 자신감이 부족하였고 소심한 성격 때문에 어두운 면이 많았다. 이런 학창시절을 보내던 중 나와 같은 소아마비 장애가 있는 한 친구로부터 한의학 이야기를 듣게 되었다. 한의학에서는 침술로 마취를 하고 난치병을 치료한다는 이야기였다. 이때를 계기로 나는 한의사가 되어 내 병을 직접 치료해보자는 결심을 하였다. 그리하여 그 친구와 의기투합하여 함께 한의대를 진학하게 되었다.

　그렇게 6년을 보낸 한의대는 한의학의 한계를 스스로 인정하는 분위기가 팽배하였다. 일부 한의사들만이 암을 비롯한 난치병에 관심을 갖고 있을 뿐, 대개는 개업하여 일반 질환이나 특화한 분야(피부, 비만, 비염 등)에 매진하는 모습이었다. 물론 나 역시도 그런 평범한 한의사로 큰 굴곡 없이 지냈다.

이런 평온한 날들이 지속될 것만 같았는데, 어느 날 찾아온 주변 사람들의 암 선고는 그야말로 충격이었다. 암을 다시 바라보기 시작한 것이 아마도 그때부터였다. 그렇게 암과 정면으로 마주한 순간 느낀 첫 감정은 '절망'이었다. 양방 치료를 포함한 많은 암 치료법이 있지만 암을 완치하기란 쉽지 않은 일이었다. 많은 시행착오도 겪었다. 그러던 중 면역이라는 평범한 원리를 접하게 되었고 나는 '면역 치료'에 대해 파고들기 시작했다.

요즘도 이런 질문을 자주 받는다.
"한의학이 정말로 암을 고치나요? 그 독한 항암제로도 암이 없어지지 않는다는데……."
암 환자나 그들의 보호자라면 누구나 이렇게 의아하게 생각할 것이다. 가끔 나도 이러한 질문을 허준 선생에게 해본다.
"선생님 옛날에는 암을 어떻게 치료했나요?"
그러면서 나는 『동의보감』을 펼치며 그 위대한 진리를 다시 한 번 깨닫는다. 바로 사람이 중요하다는 사실을!
동의보감의 첫 대목은 이렇게 시작한다.

## prologue

"사람은 하늘과 땅 사이에 가장 고귀한 존재이다. (중략) 이렇게 사람에 따라 형과 색이 다르고 장부도 다르므로 외부 증상은 비록 같다고 하더라도 치법은 사람에 따라 확연히 다르다."

나는 이 부분을 수없이 읽으며 암 환자들을 치료하면서 행여나 사람을 놓치고 병만 보는 건 아닐까 반성을 한다. 한의사로서 환자를 치료하려고 비방을 찾기보다는 무엇이 환자를 위한 것인지 판단하고, 무엇보다도 먼저 환자의 아픈 마음을 이해해야 한다는 것을 이를 통해 배운다.

환자를 돌보는 일을 직업으로 삼은 이후로 나는 남들보다 더 많이, 더 자주, 삶과 죽음에 대해서 생각한다. 삶과 죽음의 경계에 서서 공포와 두려움, 좌절감에 몸서리치는 환자들을 대할 때마다 현재의 건강 상태에 따라서 행복의 기준과 삶의 만족감이 확연하게 달라진다는 것을 느낀다. 너무나 익숙해서 소중한지 몰랐던 일상에 행복이 있었음을 우리는 건강을 잃은 후에야 깨닫는다. 나는 이러한 환자들의 고백을 들을 때마다 지금의 깨달음이 얼마나 값진 것인지를 잊지 말라고 충고한다.

그리고 건강하던 시절을 마냥 그리워하고 있을 게 아니라 깨달음을 발판으로 적극적으로 노력하여 건강을 되찾자고 어깨를 다독인다. 그토록 소중한 줄 몰랐던 일상의 행복은 환자의 노력에 따라서 얼마든지 다시 찾을 수 있기 때문이다.

아무리 위중한 병에 걸린 환자라 할지라도 꿈을 꿀 수 있다. 환자 스스로도 내일을 꿈꾸고, 일 년 뒤를 꿈꿀 수 있어야 한다. 지금 잠시 건강을 잃고 병이 들었다고 해서 희망을 잃고 꿈을 잃어서는 안 된다.

이 책을 접하게 될 환자와 보호자들에게도 절대로 포기하지 말라는 말을 전하고 싶다. 암 환자들이 새로운 삶을 찾고 희망을 얻었으면 하는 마음에서 이 책을 썼다. 혹시나 지금 절망하고 있다면 이 책을 통해서 절망을 거두고 희망을 얻길 바란다. 작지만 소중한 삶의 행복을 절대로 포기해선 안 된다. 당신은 행복하고 건강하게 살아갈 권리가 있다.

# CONTENTS

프롤로그      **004**

## Chapter 1 암은 반드시 이길 수 있다      **013**

### 1. 반갑지 않은 불청객, 암이 찾아오다
    소중한 이들을 위협했던 암-김성수의 이야기      **015**
    불현듯 내 주변에 찾아온 암-성신의 이야기      **022**

### 2. 암으로 죽어가는 현대인들
    암 환자 70만 명 시대      **027**
    우리는 암에서 자유로울 수 없나?      **031**

### 3. 암을 이겨내고 있는 당신에게
    막다른 골목에서 찾아온 많은 사람들      **034**
    항암제가 파괴하는 삶      **036**
    항암 부작용, 얼마나 알고 있는가?      **038**
    한방으로 해답을 얻다!      **054**

# Chapter 2 한의학, 암을 말하다   061

## 1. 한의학과 암이 만나다
뜬구름 잡는 학문이라고요?   **063**
암 정복, 멀고 험해도 가야 할 길   **064**
암, 도대체 왜 생기나?   **068**
암의 실체를 들여다보자   **074**
암은 불사신이 아니다   **082**

## 2. 암을 알아야 정복할 수 있다
아는 만큼 보인다   **085**
암은 왜 조기에 발견하기 어려운가?   **089**

## 3. 대한민국의 7대암
첫 번째, 위암   **094**
두 번째, 간암   **102**
세 번째, 폐암   **107**
네 번째, 대장암   **114**
다섯 번째, 유방암   **121**

여섯 번째, 전립선암     **126**
일곱 번째, 자궁경부암     **130**

Chapter
# 3 암은 면역으로 이기자     137

## 1. 면역 앞에 한없이 나약한 암
소리 없는 파괴자, 항암제     **139**
암 환자의 삶의 질, 누가 보장해주나     **141**
면역, 병을 면하게 하는 힘     **146**
정기正氣의 다른 이름, 면역     **149**
면역 치료의 원칙     **151**

## 2. 암을 물리치는 면역 암 치료법
면역 치료를 들여다보다     **155**
면역 암 치료의 원리     **156**
면역 치료, 실제로는 어떻게 진행되나?     **181**

## 3. 면역, 암 정복에 도전한다
암으로부터 자유롭지 못한 우리들     **184**
암의 예방, 전이와 재발 방지     **188**

## 4. 습관이 암을 이긴다.
암을 이기는 식습관     **189**
암을 이기는 생활습관     **198**

에필로그     **204**

**Chapter 1**

# 암은
# 반드시 이길 수 있다

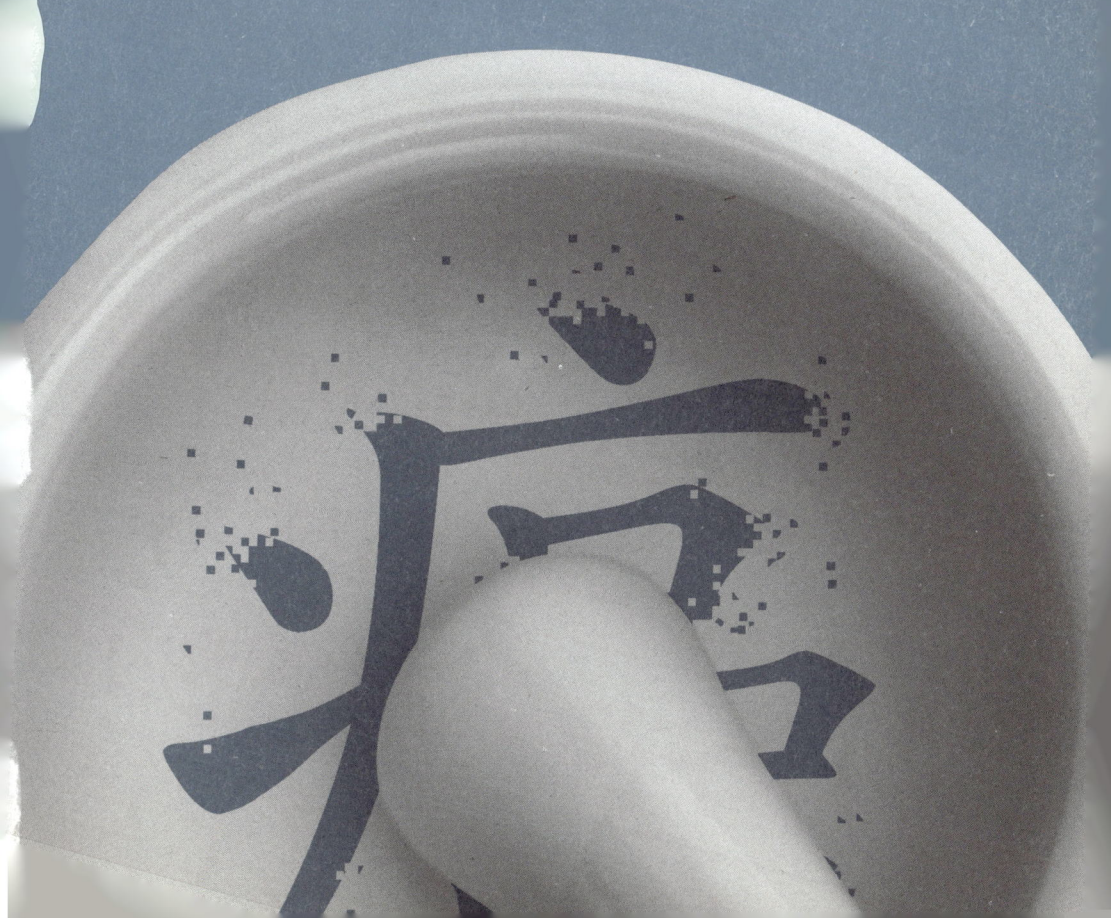

# 1장
## 반갑지 않은 불청객, 암이 찾아오다

▶ 소중한 이들을 위협했던 암-김성수의 이야기

현재 암을 치료하고 있는 필자 역시 암을 '나와는 상관없는 질병'이라고 생각하며 평범한 일상을 보내던 시절이 있었다. 여느 한의사들과 다름없이 병원에 출근한 뒤 퇴근 시간이 다가올 때까지 예약된 환자들을 돌봤다. 늘 그랬던 것처럼 앞으로도 평온하고 안정되게 살 거라 생각했다.

그렇게 평범한 날을 보내던 어느 날, 외삼촌의 간암 소식이 들렸다. 필자는 오랫동안 충격에서 헤어나지 못했다. 명색이 조카가 한의사지 않은가! 그럼에도 불구하고 병든 외삼촌을 구해내지도 못하고 그저 바라봐야만 했다. 그때를 떠올리면, 지금도 그 고통이 떠오른다. 필자는 여태껏 배우고 실천했던 의술에 대해 다시 생각하게 되었다.

'지금 내가 가는 길이 옳은 길인가?'

'나는 진정한 의미의 의사라고 할 수 있을까?'

이런 고뇌에 빠져 있을 때 또 다른 비보가 들려왔다. 이번에는 장인어른의 위암 소식이었다.

아버지를 일찍 여읜 필자에게 장인어른은 친아버지와 진배없는 분이었다. 외삼촌에 이어서 그렇게 믿고 의지했던 장인어른마저도 위암 진단을 받고 나니, 그야말로 눈앞이 캄캄해졌다. 자꾸만 죄책감이 들었다. 그렇게 마음의 상처 또한 점점 깊어갔다. 그러다 문득 이런 식으로 계속 절망 속에서 허우적댈 수는 없다는 생각이 들었다. 또 이대로 물러서면 안 된다는 다짐도 하게 되었다.

그때부터 필자는 밤낮으로 한의학 서적을 뒤지기 시작했다. 한방에서 행할 수 있는 항암 치료가 있는지, 암 환자에게 어떤 한방 치료가 있는지 만나는 선배들마다 붙잡고 물어보았다. 그러나 안타깝게도 한방에서의 암 연구란 (이때까지만 해도) 보잘 것 없었다. 눈에 띄는 성과도 없었다. 그러는 사이 장인어른은 위 절제수술을 받았고, 이어지는 항암 치료로 힘겨운 나날을 보냈다. 필자 역시도 그 모습을 그저 바라보기만 하였다. 치료받는 괴로움 만큼이나 지켜봐야 하는 괴로움도 컸다. 더 이상 손을 놓고 있을 수가 없었다. 연구 성과가 빈약하다는 이유로 주저할 시간도 없었다. 그렇게 필자는 직접 팔을 걷어붙이고 나서기로 결심했다.

그때부터 밤낮으로 『동의보감』을 보며 연구에 연구를 거듭했다. 그러면서 나름의 한방 치료방법을 찾았고, 장인어른에게 처방해보기 시작했다. 필자의 처방 덕분인지 다행히도 하루가 다르게 빠른 회복세를 보였다. 결국 그 어렵다는 항암 치료를 이겨냈고 지금까지도 재발없이 건강하게 지낼 수 있게 되었다.

전화위복이라고 했던가! 돌이켜보면 무척 힘든 나날이었지만 그 경험들이 필자를 새로운 의사로 거듭나게 하였다. 소중한 이들에게 불쑥 찾아왔던 '암'이라는 불청객은 필자가 암 치료에 뛰어들 수 있도록 계기를 마련해준 셈이었다. 결국 의사로서의 확고한 사명이 생기게 되었다.

### 암은 왜 두려운 존재인가?

많은 사람들이 '암=불치병'이라고 생각한다. 하지만 엄밀히 말해서 암은 불치병이 아니다. 치료가 불가능한 병, 즉 '불치병不治病'이 아니라 치료하기 어려운 병인 '난치병難治病'일 뿐이다. 그런데 수많은 사람들이 암을 불치병으로 알고 있고, 암 선고를 받으면 '나는 이제 곧 죽는구나!' 하고 절망한다. 실제로 병원을 찾는 대부분의 환자들 또한 암이라는 진단을 받는 순간, 죽음을 예견했다고 말한다.

그렇다면 많은 사람들이 필요 이상으로 암을 두려워하는 이유가 무엇일까? 여러 가지 이유가 있겠지만 암을 치료하는 의사들에게 어느 정도 그 원인이 있을 것이다. 대부분 의사들은 환자들에게 완치될 수 있다는 희망을 주지 않는다. 최악의 경우를 대비하여 현재 상태를 설명하고, 남은 생의 개월 수를 통보해준다. 물론 '희망고문' 또한 사람들을 힘들게 한다는 건 안다. 하지만 가혹하리만큼 확고한 의사들의 태도는 환자들이 지나칠 정도로 암이라는 질병에 공포를 느끼게끔 만들었다.

여기에 매스컴도 한몫을 했다. TV, 라디오, 신문 등의 대중 매체가 뉴스나 수많은 영화, 드라마를 통해 대중에게 암에 대한 공포심을 심어주었다. 흔히 드라마 속 악랄한 주인공의 최후나 불행한 삶을 사는 주인공을 묘사할 때 '암에 걸렸다'는 설정을 가장 많이 한다. 이 때문에 불특정 다수의 사람들은 '암은 이길 수 없는 병이자 죽음과 가까이 있는 병'이라고 부정적인 이미지를 떠올릴 수밖에 없었다. 또한 이것이 은연중 우리가 암에 대해 공포를 느끼게끔 만들었다. 그래서 암에 걸린 환자들 대부분은 암 선고와 동시에 절망적인 생각부터 하게 된다.

### 면역 치료를 시작하다

암 환자들을 만나 치료하다 보면 나 역시도 절망감을 느낄 때가 많다. 그들은 자포자기 심정으로 한의원 문을 힘겹게 두드리곤 한다. 그런 환자들에게 할 수 있는 필자의 첫 치료는 용기를 주고 희망을 주는 일이다. 사실 이는 생각만큼 쉽지 않다. 절망의 깊은 계곡 속에 갇혀 있는 그들에게 암을 이겨낼 수 있다는 희망을 가지도록 설득해야 하기에 숱한 날들을 고뇌하기도 한다.

"이봐, 왜 굳이 힘든 길을 가려고 그래?"

"암 치료라뇨, 그걸 두고 사서 고생이라고 하는 거예요."

필자에게도 물론 이렇게 만류하는 사람들이 있었다. 하지만 포기하고 싶지 않았고, 물러서지 않았다. 오히려 이런 이야기가 주변에서 들릴 때면 더욱 한방 암 치료에 매달리곤 하였다.

암은 완치될 수 있다! 물론 쉽게 완치가 되지는 않지만 우리 몸의 흐름과 암이라는 습성만 잘 알면 반드시 치료가 가능한 병이다. 따라서 절망하지 않아도 된다. 오히려 몸을 위해서라도 긍정적으로 생각하고, 억지로라도 웃어야 한다.

불편한 관계의 거래처 사람과 밥을 먹을 때나 누군가에게 혼나면서 밥을 먹는다고 상상해보자. 상상만으로도 체한 것 같은 기분을 느낄 수 있다. 사실 마음이 불편한 상황일 때는 몸의 기능들도 똑같이 불편해진다. 이를 좀 더 과학적으로 설명해보자.

사람이 스트레스를 받으면 교감신경계가 흥분하게 된다. 교감신경계가 흥분하면서 부신수질에서 분비되는 아드레날린의 생산량이 증가하고, 이 아드레날린은 외부의 공격을 방어하기 위해 우리 몸을 긴장하게 만든다. 그리하여 췌장에서 인슐린의 분비를 억제하여 혈당을 상승시키고, 혈관을 수축시켜 혈압을 높인다. 또 면역세포 중 염증 반응 등을 일으키는 과립구의 생산을 증가시킨다. 이런 과정을 통해 우리 몸의 균형은 깨진다.

암에 걸렸다고 선고를 받으면서부터 우리는 죽음을 생각하게 된다. '가족들에게 어떻게 알리지?', '내가 하고 있는 일은 어떻게 하지?', '아직 어린 아이들인데 나 없으면 어쩌지?' 등……..

사실 이렇게 죽음을 생각하기 시작하면서 그것만으로도 우리 몸은 아파온다. 즉, 스트레스 및 걱정으로 인해 면역력이 현저하게 저하되는 것이다.

사람은 누구나 하루 평균 5,000여 개의 암세포가 생겼다가 사라진다. 건강한 사람들도 마찬가지다. 그런데 이 암세포는 그냥 저절로 없어지는 것이 아니다. 우리가 깊은 잠을 자는 동안 면역세포들이 일일이 암세포를 잡아내기 때문에 소멸한다. 따라서 이러한 면역세포를 활성화시켜 면역력을 키우는 것이 바로 면역 치료의 기본 원리다.

필자는 치료가 어렵다고 판정을 받고 벼랑 끝에 선 환자들을 수없이 보았다. 그런 환자들을 치료하기 위해서 필자는 면역 치료의 기본원리에 더 집중하게 되었다. 그런 노력들이 좋은 결과로 이어지기도 했고, 그러면서 좀 더 구체적으로 면역에 몰두할 수 있었다. 오랜 시간 암 처방에 매달리고, 숱한 밤을 지새우고, 동료들과 쉴 새 없이 논의하며 지속적으로 연구를 진행하면서 필자는 환자들과 함께 아파하고 기뻐하였다. 포기하고 싶을 때마다 그들을 통해 용기를 얻었다.

암을 치료하는 과정에 있는 사람들은 안개가 자욱하게 낀 어두운 숲 속을 거니는 것 같다는 말을 한다. 자신의 병은 하나인데 주변에서 좋다고 권하는 음식들은 왜 그렇게 많은지, 사방팔방에서 먹으라고 주는 약은 또 왜 그렇게 많은지 모르겠다고 불평도 한다. 그럼에도 시키는 것을 하지 않으면 바로 죽음에 이르게 될 것이라는 두려움 때문에 일단 하고 본다. 그야말로 이런 속설들 모두가 그들에게는 하나의 지푸라기인 셈이다.

일찍이 『동의보감』에서는 이렇게 경고하였다.

"의사를 믿지 않고 민간속설을 믿는 것을 경계하라."

최근 들어 의학적인 근거가 없는 치료와 검증되지 않은 시술, 관리되지 않은 약재의 사용이 더욱 늘어나고 있다. 마치 만병통치약이라도 되는 듯 광고하는 약도 부지기수다. 그리고 무분별한 인터넷 정보도 매일 홍수처럼 쏟아진다.

필자가 가장 안타까운 건 달콤한 말에 속아서 돈은 돈대로 쓰고, 정작 효과는 보지 못한 채, 삶을 이어가는 의지마저도 고갈된 환자들을 볼 때다. 어쨌든 자신이 아프기 때문에 좋다는 것이 있으면 그것이 무엇이든 가리지 않고 취하고 보는 환자와 보호자의 마음을 이용해서는 안 된다.

한의학이 서양의학과 다른 점은 전인적인 치료에 있다. 다시 말해 검사에서 병이 밝혀지지 않았더라도 환자가 고통을 호소하면 그 사람은 환자라고 본다. 마음의 화도 병이고, 신체의 증상도 병이기 때문이다. 즉 '병'만 보는 게 아니라 '사람'을 보는 것이며, 마음과 신체가 따로가 아니라는 믿음이 한의학 치료의 근본이라 할 수 있다. 반면에 서양의학은 근거 중심의 의학이다. '병'만을 두고 판단을 하게 된다. 따라서 환자가 고통을 호소하더라도 검사로 그 증상을 찾을 수 없다면 그들은 환자가 아닌 셈이다.

필자는 한의학을 전공한 사람으로서 사람에게는 스스로 치유할 능력이 있다고 본다. 바로 그 능력이 면역이다. 의사가 환자를 중심으로 치료법을 연구하고 환자의 아픔을 마음으로 이해한다면 암은 반드시 치유될 수 있다. 면역이 암보다 강하기 때문이다. 따라서 면역세포들이 활성화되어 제 기능을 다한다면 암의 치유뿐만 아니라 예방도 가능하다. 그러므로 우리는 인체의 면역력을 극대화하여 자연 치유력을 높이는 등 근본부터 다스려야 한다.

## ▶ 불현듯 내 주변에 찾아온 암-성신의 이야기

나이를 한 살씩 먹을수록 암으로 고통 받는 사람들을 만나는 것은 그리 어렵지 않다. 오죽했으면 '몸이 아파 병원에 가면 무조건 암이다'라는 말이 항간에 떠돌았을까! 사실 나이가 사오십 대에 접어든 사람들끼리 모이면 가장 많이 나누는 이야기가 이렇다.

"주변에 누가 암에 걸렸다더라."

"친척 중에 누가 암으로 세상을 떠났다."

필자는 어렸을 때 시골에서 자랐다. 큰할아버지가 한의원을 운영하는 것을 보면서 막연히 한의사에 대한 동경을 키워왔다. 과거의 시골에는 오늘날처럼 다양한 의료 혜택을 받을 수 없었기 때문에 한의사가 거의 모든 마을 사람들의 치료를 담당하고 있었다.

"한의사님, 고맙습니다. 지난번에 삐끗한 데가 싹 나았어요."

"처방해주신 약을 먹었더니 기침이 딱 멎었어요. 이거 나물인데 한의사님 맛 좀 보시라고 가져왔어요."

마을 사람들은 큰할아버지에게 무한한 존경과 신뢰를 보냈다. 치료를 받은 동네 사람들은 할아버지에게 감사의 마음을 표현했고, 할아버지 역시 자신의 치료로 병이 낫는 환자의 모습을 보면서 커다란 자부심을 가졌다. 그런 모습을 보면서 자란 필자가 한의사가 된 것은 어찌 보면 당연한 일인지도 모른다. 사람들의 어려움과 고통을 함께 나누고 그로 인해 보람을 느낄 수 있는 한의사라는 직업이 천직처럼 느껴졌다. 그래서 필자는 진로에 대한 별다른 고민을 하지 않고 한의사가 되었다.

그러나 막상 한의사가 되고 보니 한의학의 위상이 생각했던 것과 많이 달랐다. 한의학은 수백 년 동안 전해 내려온 우리 겨레의 치료 의학임에도 지금의 한의학은 비만이나 비염, 피부, 미용 등의 분야에 치중되어 있었다.

필자는 때때로 이런 생각에 잠기곤 했다.

'어떻게 하면 좀 더 어려운 사람들을 도울까?'

'한의학으로 난치병도 치료할 수 있지 않을까?'

그러던 중 장인어른의 암 선고가 있었다. 가족 중 한 사람이 암에 걸렸다는 건 가족 구성원 모두에게 큰 충격을 주게 된다. '이 엄청난 암 소식이 나의 가족에게도 다가오다니…….' 처음에는 믿을 수 없었다.

하지만 필자는 이 일을 계기로 암 치료에 대한 더 강한 욕구를 느끼게 되었다.

장인어른의 암 선고를 계기로 필자의 신념은 더욱 확고해졌다. 학생 때부터 봐왔던 수많은 암 환자들, 주위 사람들이 암이라는 질병으로 죽어가고 고통 받는 모습……. 이런 상황을 지켜보면서 필자가 할 수 있는 치료가 분명 있을 것이라고 여겼던 막연한 믿음을 이제 보여줄 때라고 생각했다.

결론부터 말하자면 장인어른은 필자의 치료로 인해 암으로부터 벗어나고 예전과 같은 삶을 되찾았다. 이 모든 과정을 함께 지켜보면서 필자는 한의학적 지식이 결코 헛되지 않았음을 깨달았다. 그 일을 계기로 더 많은 환자들을 치료했고 한의사로서 난치병을 치유하는 것이 얼마나 의미 있는 일인지도 알게 되었다.

암이 완치가 쉽지 않은 질병이라는 것은 분명한 사실이다. 하지만 우리의 전통의학인 한의학이 암 정복에 커다란 발판을 마련할 수 있다는 것도 사실이다. 이를 경험하면서 필자는 남들과 다른 길을 가는 것에 대해 두려움을 모두 떨쳤다. 이제는 두렵기보다 한 사람이라도 더 살려보겠다는 굳은 의지가 마음속에서 자라나게 되었다.

### 환자 한 사람, 한 사람이 희망의 증거

누구는 암에 걸리고 누구는 암에 걸리지 않는다. 도대체 무슨 이유일까? 바로 사람마다 가진 면역력의 차이 때문이다.

앞에서도 말했지만 우리의 몸은 수많은 세포로 구성되어 있고 이들은 같은 유전 정보를 가지고 있으며, 일정한 주기를 가지고 분화·성장·소멸한다. 세포가 어느 정도 분화하고 나서는 성장을 멈춰야 하는데 이상이 생겨 계속 자라는 것이 '종양'이며 양성과 악성으로 나뉜다. 이중 악성 종양을 우리는 '암'이라고 부른다. 그리고 이런 돌연변이세포인 종양이 사멸하도록 유도하는 역할을 하는 게 면역세포다. 한의학은 이점에 주목한다. 즉, 부족한 양기를 돋우어 항상성을 회복시키는 것이 암 치료의 기본이다.

면역이 이토록 중요하다고 강조하는 이유는 면역력 향상을 통한 치료는 다른 치료처럼 고통을 유발하지 않기 때문이다. 대부분의 항암제는 빠르게 증식하고 분열하는 특징을 가진 암세포를 죽이도록 만들어졌다. 그러나 우리 몸에는 암세포처럼 증식하는 정상세포도 일부 있다. 따라서 항암제를 투여하면 이런 정상세포도 암세포처럼 공격받는다. 그렇게 하여 설사, 구토, 탈모, 간기능 저하 등 여러 부작용이 생기는 것이다. 생각해보자. 치료 자체가 삶을 갉아먹는다고 표현할 정도로 힘든 과정의 연속이라면, 그 치료는 과연 의미가 있을까?

언젠가 필자를 찾아온 한 환자는 고통스러운 항암제와 함께 자신이 왜 살아야 하는지 모르겠다고 도와달라며 통곡하였다. 병 때문에 고통받는 것도 괴로운데 치료 과정에서 더 큰 고통을 받아야 한다면 그것만큼 불행한 일이 또 어디에 있을까? 그러므로 평범한 일상적인 생활 속에서, 삶의 행복을 느끼는 가운데 치료를 행하는 것이 면역 암 치료의 목적이다.

   몇 해 전, 암에 걸린 이후로 다니던 직장까지 그만 두었다는 한 젊은 여성이 아이들과 함께 병원으로 찾아왔다.

   "선생님, 저 이번에 예전에 다니던 직장에 복직도 했어요. 예전처럼 건강해져서 아이들과 시간을 보낼 수 있는 게 얼마나 다행인지 몰라요. 정말 감사드려요."

   아이들과 함께 활짝 웃는 그녀를 보면서 필자 역시 행복해졌다. 단지 한 사람의 건강만이 아닌 한 가족의 행복을 유지할 수 있도록 도왔다는 생각 때문이었다.

   항암으로 인해 고통 받지 않고, 환자 한 사람 한 사람이 일상의 작은 기쁨을 누리면서 살도록 돕는 것이 면역 치료의 진정한 목표이자 필자의 목표다.

   긍정적인 사람과 부정적인 사람을 비유할 때 흔히 물이 반 정도 든 컵으로 이야기한다. 긍정적인 사람은 '물이 반이나 남았네.'라고 생각하고 부정적인 사람은 '물이 반밖에 없네.'라고 생각한다고 하면, 필자는 어떠한 상황에서도 후자의 경우처럼 긍정적인 관점에서 암을 바라볼 생각이다. 따라서 이 책을 읽는 독자들도, 비록 말기 암에 걸렸다 할지라도 희망을 버리지 않았으면 한다. 제 아무리 말기 암이라 해도 난치병일지언정 불치병이 될 수는 없다. 희망이란 바로 이렇게 긍정적인 생각에서 비롯된다는 것을 잊어선 안 된다.

## 2장 암으로 죽어가는 현대인들

### ▶ 암 환자 70만 명 시대

　한국인들의 주된 사망 원인 가운데 하나가 바로 암이다. 이미 2009년에 우리나라 사람들의 사망 원인 1위가 암으로 드러났고, 인구 10만 명당 암 사망자 수도 140.5명을 기록했다. 1999년 114.2명, 2009년 140.5명이었던 것을 감안하면 10만 명당 암 사망자 수는 총 26.4명이 늘어난 셈이다. 다시 말해 암으로 인해 사망하는 사람의 수가 해를 거듭할수록 꾸준하게 증가하고 있다.

　그렇다면 한국인들이 가장 많이 걸리는 암은 무엇일까? 지난 10년간 누적된 자료를 보면 우리나라 사람들이 가장 많이 걸리는 게 바로 위암이다.

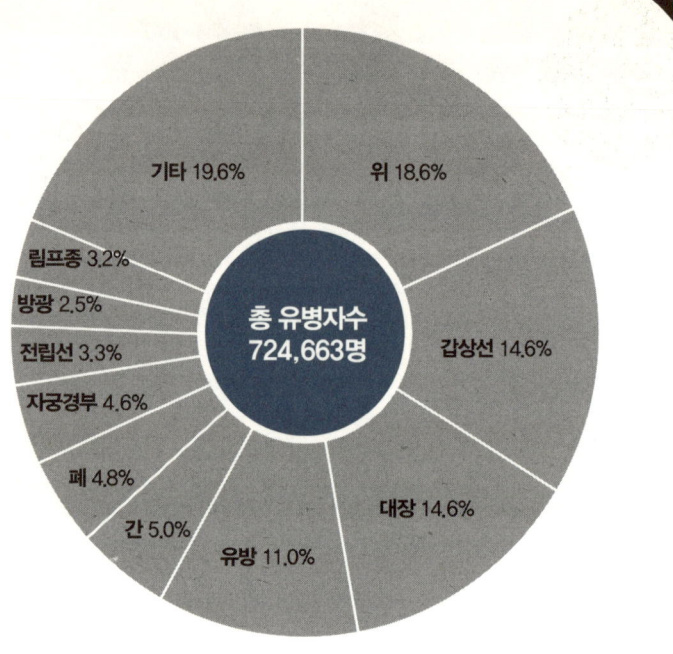

**주요암종 10년 유병 분율(남녀전체/2008)** 출처: 국가암정보센터

한국인들이 많이 걸리는 암과 별개로, 발병했을 때 사망률이 높은 암은 따로 있다. 통계청이 발표한 '2010년 사회통계' 자료에 따르면 2009년에 인구 10만 명당 암 사망자의 암 종류는 폐암이 30명, 간암이 22.6명, 위암이 20.4명 등의 순이었다. 즉 위암은 1999년 사망률 1위를 기록한 이래 최근 5년간 지속적으로 사망자가 감소하고 있는 반면 폐암과 대장암, 췌장암, 전립선암, 유방암 사망률은 계속 증가하고 있는 것으로 나타났다.

암과 관련해서 주목할 만한 자료가 하나 더 있다. 바로 암 완치율이 60%에 이르면서 우리나라에 암 진단을 받고서도 5년 이상 생존해 있는 사람이 70만 명에 달한다는 것이다. 보건복지부와 국립암센터는 국가 암 등록사업을 통해서 통계를 산출했는데 그 결과 지난 2004년부터 2008년까지 암 진단을 받은 환자가 5년간 생존할 확률은 무려 59.5%인 것으로 나타났다. 1993~1995년간 생존율이 41.2%, 1996~2000년간 생존율이 44%, 2001~2005년간 생존율이 53.4%인 것과 비교하면 지속적으로 증가하고 있는 셈이다. 암 환자 5명 중에 3명이 암 진단을 받은 후로 5년 이상 생존하고 있음을 통계를 통해 알 수 있었다.

구체적인 수치로 살펴보자. 1999년부터 2008년 말까지 암 진단을 받

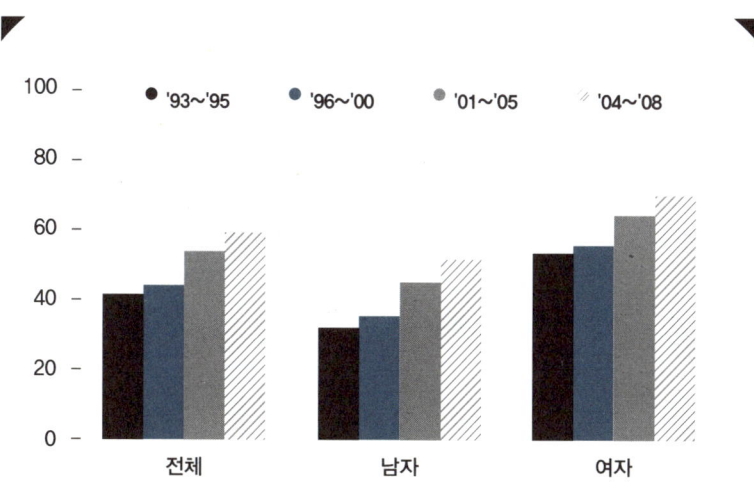

성별 생존율 추이 출처: 국가암정보센터

은 환자 가운데 생존하고 있는 사람의 수는 모두 72만 4,663명이다. 이는 무엇을 의미할까? 암을 이미 극복했거나 암에 걸린 채로 살아가는 국민이 70만 명을 넘어섰다는 것을 의미한다. 우리나라 인구 70명당 1명이 암 치료를 받고 있거나 암 치료 후에도 생존하고 있는 것이다. 물론 막연한 수치와 백분율만으로 설명했기 때문에 독자들에게 크게 와 닿지 않을 수 있다. 그럼 이렇게 생각해보는 건 어떨까? 2008년 우리나라 국민의 평균 수명은 80세이다(지금은 훨씬 높아졌지만 2008년도 통계로 살펴보자). 만약 80세까지 생존한다면 살면서 한 번은 암에 걸릴 확률이 34%, 다시 말해 3명 중 1명은 암에 걸린다고 보면 된다.

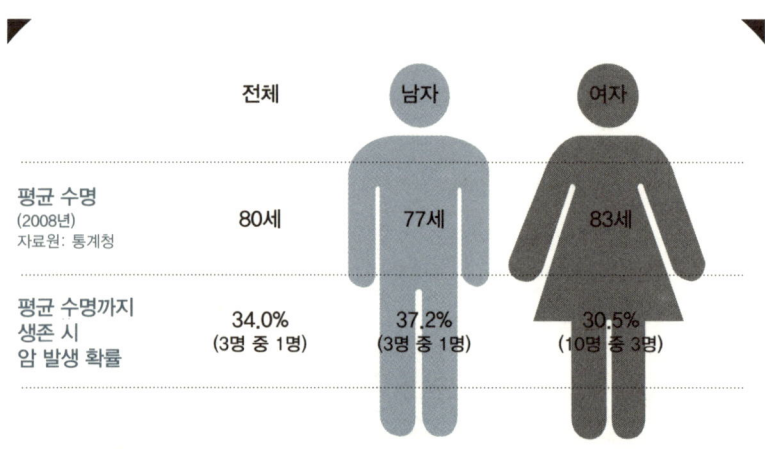

평균 수명까지 생존 시 암 발생률 출처: 국가암정보센터

## 우리는 암에서 자유로울 수 없나?

앞선 통계 결과는 우리에게 두 가지 사실을 알려준다. 첫 번째 사실은 앞에서도 언급했듯이 암에 걸리는 인구가 지속적으로 늘어나고 있다는 점이다. 암의 위험성을 널리 알리고 예방에 힘쓰고 있음에도 불구하고 암에 걸리는 사람들은 오히려 증가하고 있다. 그렇다면 무슨 이유로 암 환자가 늘어나는 걸까?

많은 사람들은 암 환자가 증가하는 것을 환경 때문이라고 확신한다. 현대인들은 산업화되기 전보다 오염된 환경에 노출되면서 암에 많이 걸린다고 여기는 것이다.

반은 맞고 반은 틀린 생각이다. 오염된 환경과 과도한 스트레스가 암을 유발하는 주요 원인이다. 하지만 이외에도 서구화된 식습관이 암을 부르는 것 또한 사실이다. 대표적인 서구형 암인 대장암 환자가 증가하는 것만 봐도 알 수 있다. 그뿐만 아니라 여성들을 위협하는 유방암 역시 서구화된 식습관에 원인이 있다.

일반인들이 암에 대해 갖고 있는 잘못된 상식 중 하나가 암이 과거에는 존재하지 않는 질병이라고 생각하는 것이다. 즉 현대에 들어서 나타난 신종 질병 정도로 인식한다. 이는 틀렸다! 암은 과거에도 존재했다. 다만 지금처럼 암이라는 병이 널리 알려지지 않았을 뿐이다. 또 암 환자가 사망을 해도 병에 걸려서 사망한 것으로 생각했지 암이 사인인 줄 몰랐던 것이다.

이것이 현대에 와서 사정이 크게 달라졌다. 서양의학에서 암의 조기 진단을 중요시함에 따라 건강검진이 매우 흔해졌다. 그 결과 조기에 발견된 암 환자의 수가 급증해 전체 암 환자의 수도 증가하였다. 즉 암의 조기 발견 역시 암 환자가 증가하는 원인으로 작용한 것이다.

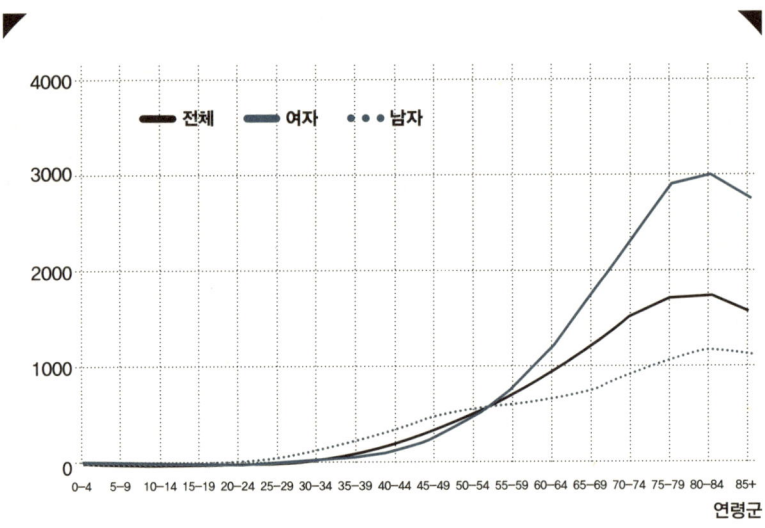

**연령군별 암 발생률** 출처: 국가암정보센터

노인 인구의 증가도 암 환자 증가의 원인으로 꼽는다. 현재 우리나라는 고령화 국가로 분류될 만큼 노인 인구가 지속적으로 증가하고 있다. 지금의 추세라면 초고령화 국가로 진입할 날도 멀지 않았다. 위에 제시된 표를 보면 다른 연령대와 비교하여 60~80대인 인구 내에서 암의 발병률이 급증하는 것을 알 수 있다. 노인 인구가 많아짐에 따라 암 환자 또한 많아졌다.

　암보험의 대중화도 암 환자 증가에 영향을 미쳤다. 암의 발병률은 계속 증가하는 추세고 일반적으로 알려진 대로 암을 치유하는 데에는 막대한 비용이 든다. 언제 어떻게 암에 걸릴지 모르는 상황인데다 한 번 암에 걸리고 나면 커다란 손실을 입다 보니 수많은 사람들이 대비책으로 암보험에 가입했다. 그 결과 암보험에 가입하는 사람의 수와 보험 혜택을 받는 사람의 수가 꾸준하게 늘었고 이는 모두 암 환자로 집계되었다. 그리하여 대한민국은 암 환자 70만 명 시대를 열게 된 것이다.

# 3장

# 암을 이겨내고 있는 당신에게

## ▶ 막다른 골목에서 찾아온 많은 사람들

　암 치료를 목적으로 한의원을 찾는 사람들을 살펴보면 세 가지 부류로 나뉜다는 것을 알 수 있다. 첫 번째 부류는 서양의학을 통해서 수술을 받고 재발 방지를 위해서 한방의 힘을 빌리려는 사람들이고, 두 번째는 서양의학에서 받을 수 있는 항암 치료란 치료는 다 받아보고도 치료가 되지 않아 지푸라기라도 잡는 심정으로 온 사람들이다. 마지막 세 번째는 병원 측 몰래 양방과 한방, 두 가지 치료를 함께 받고 있는 사람들이다.

　수술 후에 한의학의 도움을 받는 첫 번째 부류의 사람들은 대체로 한방 치료에 만족하고 돌아간다. 한방의 항암 치료가 가진 커다란 장점이

병이 재발하지 않고 치료된다는 것이기 때문이다. 이는 암을 이겨낼 수 있도록 몸의 면역을 높이는 치료법과도 관련이 깊다. 마지막 세 번째의 경우에도 대체로 좋은 결과를 얻는다. 환자가 양방과 한방, 양쪽에서 모두 치료를 받는 것은 전문가들이 말하는 통합 치료와 비슷한 효과를 낳기 때문이다. 통합 치료란 양방과 한방의 장점을 접목해서 치료가 어려운 난치병의 치료 방법을 모색하는 것을 말한다.

필자들이 의사로서 가장 안타까운 환자들은 바로 두 번째 부류에 해당하는 사람들이다. 이들은 소위 말해 '가망이 없는 상태'가 되어서야 한의원의 문을 두드린다. 오랜 항암 치료와 독한 약물로 몸과 마음이 황폐해질 대로 황폐해진 채로 우리를 찾아온 것이다. 이런 환자들을 대할 때마다 가슴 속 깊은 곳까지 아프다.

'조금만 일찍 한방에 관심을 가졌더라면 치유될 수도 있었을 텐데…….'

'왜 환자들은 이런 상태가 될 때까지 한방 치료를 받아볼 생각을 못했을까?'

이런 안타까운 마음이 들다가도 암 환자들에게 '한의학으로도 암을 치유할 수 있다!'는 사실을 널리 알리지 못했고 환자들과 소통하지 못했던 한의사들의 잘못도 분명 있다고 생각한다.

가족 중에 암 환자가 있거나 현재 암과 싸우고 있는 환자들이 얼마나 절박한 상황이고 절실한 마음인지 필자들은 그 누구보다 잘 알고 있다. 우리의 가족들 또한 암이라는 무서운 둘레에 갇혀 힘겨운 시간을 보내봤기 때문이다.

따라서 이 책을 읽는 독자들에게 당부하고 싶은 건, 아무리 힘들더라도 다음 두 가지는 잃지 말라는 것이다. 바로 암을 이겨낼 수 있다는 믿음과 끝까지 포기하지 않겠다는 용기다.

## 항암제가 파괴하는 삶

앞에서도 말했듯이 암은 치료가 힘든 병이다. 더군다나 암으로 인해서 육체와 정신이 받는 고통 또한 만만치 않다. 하지만 실제 암 환자들이 두려움을 느끼는 것은 따로 있는데, 바로 '항암 치료'다.

후나세 순스케는 『항암제로 살해당하다』라는 다소 도발적인 제목의 저서를 통해서 보편적으로 이루어지고 있는 항암 치료의 부작용을 낱낱이 파헤쳤다. 이 책을 살펴보면 세계를 대표하는 암 연구시설인 미국 국립암연구소[NCI]의 테비타 소장의 미 의회 증언이 나온다.

"항암제로는 암을 치료할 수 없다. 오히려 암을 키울 뿐이다. 항암제를 투여하는 화학 요법은 치료에 있어서 무력하다."

그의 발언에 따르면 우리의 기대와 달리, 항암제는 우리 몸에 들어가서 암세포를 죽이는 게 아니라 암세포를 곧바로 반 항암제 유전자[ADG]로 변형시킨다고 한다. 이렇게 형성된 반 항암제 유전자는 항암제를 무력화시키고, 결국 독한 항암제를 맞아도 암 치료에 별다른 소득이 없다는 것이다. 충격적인 발언이 아닐 수 없다.

이뿐만 아니다. 일본의 경우에는 매년 31만 명의 암 환자가 목숨을 잃는다. 그런데 일본 내 수많은 의사들은 암 환자가 암 때문에 죽는 것이 아니라고 말한다. 사실은 25만 명에 가까운 환자가 암이 아닌, 항암제의 맹독성이나 방사능 치료의 유해성, 수술로 인한 후유증으로 사망하였다고 밝혔다.

어떻게 해서 일본 의료계에는 이렇게 끔찍한 일이 버젓이 벌어지고 있는 걸까? 알려진 대로 항암제는 고가의 약품이다. 병원과 의사가 항암제를 사용하는 대가로 제약 회사에서 연구비 명목의 뒷돈을 대는 관행은 공공연한 사실이다. 일본의 의학계에서는 이러한 잘못된 관행이 암 환자에게 다량의 항암제가 사용되는 이유 중 하나라고 지적하였다.

미국과 일본의 의료 현실이 이렇다면 비슷한 방식으로 암 환자를 치료하고 있는 한국의 현실도 안심할 만한 상황은 아닐 것이다. 한국에서도 암이라는 질병은 이미 오래 전부터 산업화되었다. 천문학적인 액수의 돈이 걸려 있는 이른바 '암 산업'에 뛰어든 사람들에게 암 환자들은 단순히 돈벌이 대상으로 치부될 때가 있다. 안타깝고도 씁쓸하지만 이것이 오늘날 의료계의 현실이다.

## ▶ 항암 부작용, 얼마나 알고 있는가?

　현대의 서양의학에서 암을 치료하는 방법은 크게 세 가지로 나뉜다. 화학 치료와 수술, 방사선 치료가 바로 그것이다. 이 세 가지의 치료방법은 모두, 환자들에게 견디기 힘든 고통을 안겨주고 회복하기 힘든 부작용을 일으킨다. 그런데도 환자들은 암을 치료하는 과정에서 발생하는 부작용에 대해서 잘 알고 있지 않다. 실제로 환자들과 상담을 해보면 암 치료 후에 생긴 몸의 변화가 치료로 인한 부작용인지 잘 모르는 경우가 많고 부작용에 대해서 알아야 할 필요가 있느냐고 반문하는 사람도 부지기수다. 몸이 낫고 있는 것만 신경을 쓰면 되지 크고 작은 부작용 따위는 중요하지 않다는 것이다. 심지어 어떤 환자들은 암을 치료하는 과정에서 부작용이 발생하는 것을 당연하게 여긴다. 내 몸에 지금껏 한 번도 본 적이 없는 이상한 증상들이 생겼는데도 '치료 과정에서 부작용이 생기는 것인가 보다'라고 지나치는 것이다.
　이는 잘못되어도 한참 잘못된 생각이다. 암이 낫는 것과 항암 치료로 인한 부작용은 별개의 문제다. 환자들은 암 치료를 시작한 후에 내 몸에 나타나는 증상이 무엇 때문인지 정확히 알고 곧바로 대처해야 한다. 만약 부작용이 심각한 수준이라면 항암 치료를 중단해야 한다.
　그렇다면 지금부터 암을 치료하는 과정에서 흔히 나타날 수 있는 부작용에 대해서 다루어보자. 각각의 치료법에 따라 어떤 부작용이 나타나고 구체적인 증상은 어떠할까? 암을 치료 중인 환자들은 지금 몸에서 일어나고 있는 증상과 연관 지으면서 읽으면 도움이 될 것이다.

### 화학 치료로 인한 부작용

제일 먼저 화학 치료로 비롯되는 부작용부터 알아보자. 암에 조금이라도 관심이 있는 사람이라면 흔히, '항암 치료를 받는다'라는 말을 들어본 적이 있을 것이다. 일반적으로 항암 치료를 한다고 하면 바로 이 화학 치료를 받는 것을 의미한다. 그만큼 보편적으로 많이 알려진 치료방법이다. 그러나 치료에 따른 부작용 역시 만만치 않아서 문제가 되고 있다.

가장 심각한 부작용은 화학 치료로 인해 정상세포들이 죽는다는 점이다. 암세포는 빠르게 증식하고 분열하는 특징이 있다. 그래서 대부분의 항암제는 빠르게 성장하는 세포를 죽이도록 만들어졌다. 그러나 정상적인 세포들 또한 암세포와 같이 빠르게 증식하는 것들이 있다.

예를 들면 골수에서 형성되는 혈액세포, 구강을 포함한 위장관의 상피세포, 머리카락세포, 그리고 정자와 난자를 만들어내는 생식세포 등이 대표적이다. 여기서 골수의 억제는 화학 치료로 인해서 나타날 수 있는 가장 심각한 부작용으로 꼽을 수 있다. 골수에는 감염과 싸우고 지혈을 돕고 인체의 모든 부분에 산소를 운반하는 혈구세포들(백혈구, 적혈구, 혈소판)이 포함되어 있기 때문이다.

백혈구가 손상되면 우리 몸은 병균에 쉽게 감염될 수 있다. 이러한 현상을 막기 위해서 항생제를 사용하거나 백혈구의 수치를 상승시키는 약물을 따로 투여해야 한다. 또 적혈구가 손상되면 우리 몸의 헤모글로빈 수치가 떨어져 빈혈이 나타나 피곤과 무기력함을 느끼게 된다. 따라서 화학 치료를 받은 후에는 혈액 검사를 통해서 헤모글로빈 수치를 확인하고 그에 따라 수혈을 받아야 한다. 마지막으로 혈소판이 손상되면 지혈기능이 떨어지면서 쉽게 멍이 들거나 다량 출혈이 생기므로 이 경우 즉시 혈소판을 수혈받아야 한다.

이렇게 골수 억제 현상이 심각해지면 자신의 면역력을 최대한 향상시키고 가급적 감기에 걸렸거나 감염이 의심되는 환자 근처에는 가지 않는 것이 좋다. 항암화학 요법에 의한 부작용은 일반적으로 화학 치료를 시작한 후 2주 정도에 가장 빈번하게 일어난다. 보통 이 시기에 골수 억제가 가장 심하게 나타난다.

일부 암 환자들은 화학 치료를 받은 후에 부작용이 생기면 약이 몸에서 잘 작용하고 있다고 생각하고, 부작용이 없으면 약의 효과가 없다고 생각하는데 이는 완전히 잘못된 생각이다.

일반적으로 화학 치료의 횟수가 증가할수록 부작용이 증가한다. 따라서 치료의 효과를 최대화하기 위해서는 어느 정도의 부작용은 불가피할 수도 있다. 그러나 항암 치료를 받아서 얻게 되는 효과보다 부작용이 더 크게 나타난다면 항암제의 투여 용량을 조정하거나 투여하는 약물의 종류를 변경하거나 중단하는 식의 조치를 취해야 한다.

그리고 항암제의 종류에 따라서 나타나는 부작용의 종류가 모두 다르며, 같은 항암제를 같은 용량으로 투여해도 부작용의 종류와 정도는 다르다. 왜냐하면 환자 개개인의 몸 상태에 따라서 부작용이 일어나기 때문이다. 그렇다면 여기서 화학 치료에 기인할 수 있는 부작용을 알아보자.

● 1. 탈모

　탈모는 화학 치료로 인한 부작용 중에 가장 많이 알려져 있고 그만큼 흔하게 찾아볼 수 있다. 탈모가 문제가 되는 이유는 환자들에게 신체적인 고통보다 심리적인 영향을 크게 미치기 때문이다. 실제로 많은 암 환자들이 화학 치료로 인한 탈모 때문에 우울감과 절망감을 많이 느낀다.

　항암제에 따라 정도의 차이는 있지만 대부분의 항암제는 모발 손상을 일으킬 수 있다. 탈모는 머리카락에만 국한되지 않고 신체의 다른 부위에서도 탈모가 일어난다. 화학 치료로 인한 탈모에는 두피와 모근에 자극을 주지 않는 비누와 샴푸를 쓰고 화학섬유가 두피에 닿지 않도록 조심하는 것이 좋다.

● 2. 빈혈

　화학 치료 요법은 적혈구의 수치를 떨어뜨린다. 적혈구는 알려졌다시피 우리 몸 구석, 구석에 산소를 공급하는 역할을 한다. 그런데 화학 치료로 인해서 적혈구의 생산량이 적어지는 것이다. 이는 곧 빈혈을 일으키는 부작용으로 이어진다. 빈혈이 생긴 환자는 무기력과 피곤함을 느낄 수 있고 어지럼증, 숨이 차는 증상을 겪을 수 있다.

● 3. 구토

대부분의 항암제는 정도의 차이가 있긴 하지만 구토를 유발한다. 그뿐만 아니라 구토를 할 것 같은 느낌, 즉 오심을 일으키기도 한다. 이는 조사 결과로도 드러났는데 암 환자의 70~80%가 화학 치료를 받으면서 오심과 구토를 경험했다고 밝혔다. 오심과 구토는 환자로 하여금 식욕을 잃게 만들고 나중에는 무기력감을 느끼게 한다.

● 4. 피부와 손톱의 손상

화학 치료를 받는 환자들 중에 일부는 피부색이 검게 변하거나 손톱과 발톱이 검어지고 갈라지는 부작용을 겪는다. 이것은 화학 요법으로 인한 부작용 중에 흔하게 일어나는데 미관상 좋지 않아서 그렇지 건강상으로는 큰 문제가 되지 않는다. 간혹 피부가 건조해지고 가렵고 여드름 등이 생기는 등의 부작용이 따라올 수도 있는데 이럴 때는 피부 재생 크림으로 관리를 받는 것이 좋다.

● 5. 구강 점막의 손상, 점막염

대개 화학 요법을 시작한 후 5~7일이 지나면 입안이 헐고 그로 인한 통증이 느껴진다. 이는 구강점막의 상피세포가 손상을 입으면서 생기는 현상이다. 이러한 증상이 심해지면 음식물을 씹고 삼키는 것조차 어렵다. 환자가 음식을 전혀 먹지 못할 정도로 부작용이 심해지면 정맥주사로 수액을 공급을 받기도 한다. 또 입안의 상처가 생겨서 세균이 쉽게 침투하고 염증을 일으킬 수도 있으므로 화학 치료를 받는 환자들은 구강 관리에 주의를 기울일 필요가 있다.

● 6. 신경계의 손상

화학 치료로 인해 신경계에 손상을 입으면 치료 전에 자유롭게 움직이던 환자들은 당혹감을 느낀다. 경우에 따라서 움직임이 둔해지고 균형 감각이 약해질 수도 있다. 또한 내장을 지배하는 신경에 부작용이 생기면 복통과 구토, 변비 등의 증상을 일으키기도 한다. 이밖에도 환자들은 귀에 이상이 생겨 이명현상 또는 청각손상이 올 수 있다. 이러한 증상들은 치료가 중단된 후에도 멈추지 않고 계속되기도 한다.

신경계에 작용하는 부작용 중에서 가장 흔한 것은 말초신경에 의해서 일어난다. 손끝, 발끝이 저리거나 무감각해지고 손과 발에 쥐가 날 때처럼 저리기도 한다.

● 7. 골수 손상으로 인한 감염

골수는 우리 몸의 혈액세포들을 매우 활발하게 만들어낸다. 그런데 화학 치료에 쓰이는 약물이 우리 몸에 들어오면 골수가 하는 일을 방해한다. 문제는 골수에서 만들어지는 백혈구는 세균 감염을 막는 역할을 한다는 것이다. 백혈구의 수가 감소하면 우리 몸은 그만큼 외부의 오염원에 감염이 되기 쉽다. 주로 피부, 직장, 요로, 폐 등에서 감염이 나타나는데 이 외에 다른 부위들도 감염이 될 수 있다.

● 8. 요로의 손상으로 인한 증상

화학 치료를 목적으로 약을 섭취할 때는 많은 양의 물을 마셔야 한다. 특히 뇌암 치료 등에 사용되는 약물의 경우 신장에 손상을 줄 수 있으므로 각별히 주의해야 한다. 어떤 약물은 붉은 색이나 연한 노란색의 소변을 보게 하고 소변의 냄새를 강하게 하기도 한다. 또 약물 때문에 소변에서 약 냄새가 날 수도 있다.

● 9. 혈소판의 감소로 인한 출혈

혈소판이 감소되는 것은 화학 요법에 의한 부작용 중에서 비교적 보기 드문 편에 속한다. 그런데 문제는 혈소판이 우리 몸에서 피를 멈추게 하는 작용을 하기 때문에 혈소판이 감소하게 되면 피가 잘 멈추지 않는다는 점이다. 따라서 화학치료를 받는 환자들이 사소한 상처로도 많은 양의 피를 흘리는 일이 생길 수 있고 출혈로 인한 사고의 위험이 일반인들보다 큰 것이다.

● 10. 붓기

치료 도중에 호르몬이 변하거나 복용하는 약물로 인해서 얼굴, 손, 발, 복부가 부어오를 수 있다. 이렇게 붓기가 심할 때는 염분의 섭취를 줄이거나 염분을 많이 함유한 음식 섭취를 제한해야 한다.

● 11. 신장, 방광 손상

　실제로 화학 치료에 쓰이는 약물이 신장과 방광에 손상을 주는 경우는 드물지만 방광이나 신장기능이 예민한 환자들에게 이러한 부작용이 나타난다. 항암제 종류에 따라서 방광을 자극할 수도 있고 신장에 일시적이거나 영구적인 손상을 남길 수도 있다.

● 12. 생식기능의 저하

　화학 치료로 인한 생식기능의 저하는 일시적으로 나타날 수도 있고 영구적으로 지속될 수도 있다. 여성의 경우, 월경이 아예 없어지기도 하고 주기가 불규칙해져 일시적, 영구적 불임이 나타날 수 있다. 남성은 정자의 운동성이 떨어지거나 정자 수가 감소해서 불임이 되기도 한다.

### 수술로 인한 부작용

　암을 앓는 환자들은 대개, 암이 진행된 정도에 따라서 각기 다른 치료 방법을 권유받는다. 그 중에서 수술은, 만약에 환자가 수술을 받을 수 있을 정도로 건강한 상태라면 가장 많이 권유받는 치료법이라고 할 수 있다. 그만큼 치료의 효과가 확실하다고 알려져 있기 때문이다. 그러나 수술로 인한 부작용이 심해지면 몸이 급격하게 약해지고 기력이 떨어질 수도 있다.

수술로 인한 부작용은 시기에 따라서 크게 두 가지로 나뉜다. 바로 급성 부작용과 만성 부작용이다. 급성 부작용은 수술 직후에 나타난다. 예를 들면, 폐렴, 폐색전증, 혈관의 손상, 출혈, 장폐색, 직장의 파열 등이 여기에 속한다.

만성 부작용으로는 장기가 기능 장애를 일으키는 것을 꼽는다. 만성 부작용이 일어나는 원인은 여러 가지다. 너무 넓은 범위에 거쳐서 주변조직과 림프절을 절제하는 수술을 한꺼번에 시행하거나 암을 완전히 제거하겠다는 목적으로 장기를 적출했을 때 이런 현상이 나타날 수 있다.

● 1. 문합 부위가 벌어지는 현상

문합 부위란 쉽게 말해서 상처를 꿰맨 곳을 일컫는다. 수술 후에 정상적인 치유가 이루어지지 않으면 이 문합 부위가 붙지 않고 벌어질 수 있다. 특히 배 안에서도 이 문합 부위가 벌어지는 현상이 생기기도 하는데 이는 흡사 장이 터진 것과도 같은 심각한 상황으로 간주해야 한다. 이런 상황이 지속되면 장에 고름이 고일 수도 있고 장의 내용물이 배 안에 고여 복막염이 생길 수도 있다

● 2. 출혈

암을 제거하는 수술에서 환자는 필연적으로 피를 많이 흘리고 부족한 피를 수혈을 받을 수밖에 없다. 문제는 수술 후에 혈압이 정상화되

면서 일어난다. 수술한 부위에 출혈이 발생해서 다시 수혈을 받거나 피를 멈추게 하기 위해서 재수술을 해야 할 수도 있다.

● 3. 환각과 흥분

환자에 따라서 수술 후에 환각을 일으키거나 헛소리를 하고 사람과 장소를 못 알아볼 수 있다. 또 심각하게 흥분을 하기도 하는데 이는 모두 대뇌기능이 일시적으로 억제되면서 생기는 현상이다. 암을 제거하는 수술 후에도 이러한 부작용이 나타날 수 있다.

● 4. 호흡 곤란과 폐렴

일반적으로 수술을 받은 환자들은 수술 후에 고열을 앓을 수 있다. 이렇게 심하게 열이 나는 것을 그대로 방치하면 환자는 호흡 곤란을 겪는다. 나아가 폐가 부을 수도 있고 폐렴이 생기기도 쉽다.

● 5. 장 내에 고름이 생기는 현상

위와 대장, 비장, 간을 절제했을 때 이런 부작용이 많이 나타난다. 심하면 배 안에 고름 주머니가 생기기도 한다.

● 6. 림프 이상으로 인한 부종

수술로 인해 림프절 및 림프관이 제거되어 조직 내에 림프액이 원활하게 배출되지 못하면서 림프 부종이 나타난다. 자궁경부암 수술이나 유방암 수술을 받은 환자들이 이러한 부작용을 많이 겪는다. 주로 머리, 다리, 발이 붓고 신경과 근육에 이상이 나타나기도 한다.

● 7. 기능 손상

수술을 해서 장기를 꺼내거나 장기의 일부가 소실되면 기능에 손상이 나타날 수 있다. 예를 들어서 식도암 때문에 수술을 받은 환자의 경우에는 식도를 절제하므로 음식을 삼키는 기능에 장애가 생긴다. 만약 후두암 때문에 수술을 받았다면 성대의 신경이 손상되고 목소리가 변할 수 있다. 이러한 기능 장애는 환자들에게 박탈감을 안겨줄 수 있는데 수술 후에 일어날 수 있는 변화에 적응하기 위해서는 재활 훈련이 필요하다.

● 8. 장유착 및 장폐색

복부의 장기와 골반 내 장기를 수술 받은 후에 생기는 흔한 합병증이다. 장유착은 창자가 서로 들러붙는 현상을 말하고 장폐색은 장이 완전히 막히거나 일부분이 막혀 음식물, 소화액, 가스 등의 장 내용물이 통과하지 못하는 질환을 말한다.

● 9. 췌장염과 간기능 이상, 위 출혈

대수술을 받은 환자들에게 주로 나타나는 부작용이다. 심한 복통을 동반하는 급성 췌장염이 올 수 있고 원인은 알 수 없으나 간의 기능이 급격히 떨어지기도 한다. 또 예민한 환자들의 경우 수술로 인한 스트레스에 때문에 위궤양이 생길 수 있고 이로 인해 출혈이 발생하기도 한다.

● **10. 감각계의 손상**

광범위한 부위를 절제할 경우에 따를 수 있는 부작용이다. 수술한 부위의 극심한 통증이나 신경의 손상으로 인해서 감각이 무뎌지거나 수술 전과 비교해서 달라지는 등 변화가 있을 수 있다.

● **11. 배뇨와 배변 장애**

배뇨와 배변 장애 같은 부작용이 나타날 수 있는 수술은 자궁경부암이 가장 대표적이다. 넓은 범위에 거쳐서 자궁을 절제할 때 방광으로 들어가는 주변의 신경조직이 많이 손상되거나 제거된다. 그로 인해 수술을 받은 후에 소변을 보거나 대변을 보는 것이 힘들어질 수 있다.

### 방사선 치료의 부작용

방사선 치료의 부작용은 방사선의 양, 방사선이 적용된 특정 부위나 범위, 그리고 환자의 건강 상태에 따라 다양하게 나타난다. 그런데 방사선 치료에 따른 부작용은 방사능을 어느 부위에 쪼이느냐에 따라서 부작용의 양상이 크게 달라진다.

먼저 머리와 얼굴에 쪼이게 되면 어떤 부작용이 일어날 수 있을까?

대표적으로 입 속에 문제가 생길 수 있다. 예를 들면 입안이 건조해지거나 헐고, 치아가 부식되면서 잇몸이 약해진다. 경우에 따라서 탈모가 나타나고 목소리와 입맛이 변하고 귀에 염증이 생기기도 한다.

뇌와 척수 같은 중요한 부위에도 부작용이 나타난다. 자주 졸리고 인지능력이 떨어질 수도 있으며 두통이나 구토가 일어나기도 하고 피를 만드는 조혈기능도 떨어진다. 부작용의 정도가 심각하면 뇌가 부어오르는 뇌부종, 뇌조직이 죽는 뇌조직 괴사도 나타날 수 있고 호르몬 분비에도 이상이 생긴다. 호르몬 분비가 원활하게 이루어지지 못하면 우리 몸은 척수염, 갑상선 기능의 장애, 성장 장애, 불임을 겪을 수도 있다.

가슴과 복부에서도 다양한 부작용이 나타난다. 먼저 가슴 부위에서는 구토, 소화불량, 가슴 통증 등의 부작용이 생기고 척수염이나 기도 건조증이 나타나기도 한다. 또 방사선 폐렴이 생기면 호흡곤란과 기침, 가래가 있을 수 있다.

복부를 통한 부작용은 오심, 구토, 위염, 궤양, 천공, 궤사, 복부 경련, 설사, 신장기능 저하, 간기능 저하 등이 있다. 물론 골반에 방사선이 조사되어 나타나는 부작용 증상도 있다. 다른 부위들처럼 오심, 구토를 불러오고 설사, 배변 횟수 증가, 복통, 점액변, 혈변 등 장염 증상도 보이게 된다.

또한 빈뇨, 잔뇨, 혈뇨, 배뇨통 등 방광염 증상도 있고, 성기능 장애, 폐경, 난소기능 저하, 불임 등 생식기 장애도 불러온다. 신장기능 저하는 물론이고 심지어 호르몬 장애도 일으킨다.

　마지막으로 유방의 경우, 임파부종, 유방부종, 방사선 폐렴 등이 부작용으로 나타날 수 있고, 표피 혈관 확장증이나 심근염, 심낭염을 일으키기도 한다.

● 1. 폐기능의 이상

　방사선 치료로 인해서 폐기능에 이상이 생기는 현상이다. 대개 방사선 치료 직후부터 약 6개월 이내에 이러한 증상이 발생하는 것으로 알려져 있다. 가벼운 열과 기침, 가래를 동반하며 대개 한 달 내지 두 달 동안 증상이 계속된다. 하지만 별다른 합병증 없이 자연적으로 치유되는 경우가 많다.

● 2. 피부 손상

　방사선을 쬐인 부위에 피부색이 짙어지는 것은 피부의 색소세포에 방사선이 작용했기 때문이고 건조하고 껍질이 벗겨지는 현상은 땀샘이나 피지선이 일시적으로 손상됐기 때문이다. 방사선을 쬔 피부는 치료 첫 2주 동안 마치 햇볕에 그을린 것처럼 분홍빛이나 붉은 빛으로 변하기 시작해서 3~4주가 흐르면 건조해지고 껍질이 벗겨지는 현상이 발생할 수 있다.

　또 피부가 접힌 부위에 습진이 생기기도 하고 어떤 환자들은 치료를 받고 한 달쯤 뒤에 피부가 벗겨지거나 진물이 나기도 한다. 마지막으로 피부가 얇아지고 딱딱해지거나 치료 부위에 생긴 상처가 잘 낫지 않는 등 만성적인 부작용이 나타나는 경우도 있다.

● 3. 피로감

　방사선 치료에서 기인하는 여러 부작용들 중 가장 두드러지는 부작용이 바로 피로감이다. 이렇게 방사선 치료를 받은 후에 쉽게 피곤해지는 것은 일반적으로 우리가 소모하는 에너지에 비해 방사선 치료 중에는 더 많은 에너지가 소모되기 때문이다. 어떤 환자들은 치료 후에 피로감과 함께 메스꺼움을 느끼기도 한다.

● 4. 탈모

　탈모는 방사선으로 치료를 한 부위에만 발생한다. 시기는 대략 치료를 시작한 후 약 1주 후부터라고 보면 된다. 대부분의 환자들은 치료가 끝나면 두발이 다시 자란다. 다만 새로 나는 머리카락의 숱이 적고 예전과 비교했을 때 색깔과 감촉이 다를 수 있다.

● 5. 입 속 염증

　방사선 치료를 받은 지 2~3주가 지나면 목구멍에 통증이 느껴지기도 한다. 치료가 끝날 시기가 다가오면 통증이 조금 줄어드는데 일반적으로 치료를 중단한 후 3~4주 내에 증상들이 사라진다. 침이 마르고 미각이 변하거나 없던 염증이 생기기도 한다.

● 6. 소화기 계통

  소화기 계통의 부작용은 배 부위에 방사선을 쪼였을 때 나타날 수 있다. 배에 방사선을 쬔 환자들은 설사나, 구토를 호소하고 메스꺼움을 느낀다. 이런 증상들은 방사선 치료가 모두 끝난 후에도 길게는 몇 주간 지속되기도 한다. 부작용을 완화하는 방법으로는 식이요법과 약물 처방이 있다.

● 7. 백혈구 혈소판의 감소

  이러한 부작용이 나타나는 경우는 비교적 드문데 만약 방사선 치료를 하고 있는 환자가 혈액검사에서 혈구가 비정상적으로 감소한 것으로 나타나면 혈구의 수를 회복할 때까지 1주일쯤 치료를 연기해야 한다.

● 8. 식욕 저하

  방사선 치료가 막바지에 접어들었을 때 많이 나타나는 부작용이다. 식욕이 떨어져 음식을 섭취하기가 싫어지고 평소보다 더 피로감을 느낀다.

● 9. 성과 감정

  하복부에 방사선 치료를 받으면 일시적, 혹은 영구적으로 생식기능에 장애를 겪을 수 있다. 여성의 경우에는 갑자기 폐경이 찾아오기도 한다. 또 방사선 치료를 받은 많은 환자들은 감정 기복이 심해서 무기력해져 있다가도 화를 내고 우울해한다.

## ▶ 한방으로 해답을 얻다!

앞에서 살펴본 대로 기존의 서양의학에서 행하는 항암 치료의 가장 큰 폐해는 바로 부작용이다. 이렇게 부작용이 크고 고통스러운 치료가 장기간에 걸쳐서 행해지니 환자의 면역력과 체력이 바닥으로 떨어져 몸 전체가 쇠약해지고 정신도 피폐해지는 게 어쩌면 당연한지도 모른다. 그럼에도 암 환자들에게는 항암 치료 외에는 다른 것을 선택할 수 있는 기회조차 주어지지 않는 게 현실이다. 우리는 여기서 암을 대하는 태도부터 바꾸어야 할 필요가 있다.

한의학에서는 그 무섭다는 암조차도 '싸워야 하는 질병'으로 인식하지 않는다. 실제로 암은 완전하게 제거하려면 할수록, 치료제를 독하게 쓰면 쓸수록 더욱 강력해지는 성질이 있다. 암이 쉽게 재발하고 한 번 독한 약을 쓰기 시작하면 더 독한 약을 써야 하는 것도 이 때문이다. 그러므로 한방에서는 암에 걸린 환자를 치료할 때 암이라는 질병까지도 환자 몸의 일부로 보고 다스린 뒤 극복하려고 한다. 절대 싸우거나 무찌를 대상으로 여기지 않는다.

부작용이 많은 항암 치료 대신에 한의학에서 대안으로 꼽는 것이 바로 '면역 치료'다. 암 환자들이 주목해야 할 면역 치료의 가장 두드러진 효과는 바로 치료로 인해 환자들이 느끼는 고통과 부작용이 크게 감소한다는 점이다. 그뿐만 아니라 생활도 훨씬 자유로워지고 무엇보다 암으로 인한 공포심, 절망감을 느끼지 않아도 된다.

또한 한방에서의 치료는 혈액순환을 촉진시켜 산소의 공급을 원활하게 한다. 따라서 한방 치료와 방사선 치료를 병행하면 좋다. 혈액순환이 잘 되면 방사선 치료의 효과가 더욱 커지기 때문이다. 결론적으로 한방 치료는 기존 항암 치료 방식의 부작용을 극복하고 서양의학의 치료법과 병행했을 때 큰 효과를 얻을 수 있는 최상의 대안이다.

지금까지는 이런 한방 암 치료가 빛을 보지 못했다. 치유를 목적으로 환자의 생명을 가장 중요하게 여기는 건 서양의학이나 한의학이나 다를 바가 없는데 유독 한방 암 치료는 널리 알려지지 못했던 것이다. 필자들은 이 점이 가장 안타깝다. 더욱 많은 한의사들이 여러 매체와 책, 학술회들을 통해서 난치병 환자들과 직접 소통하며 나서는 날이 오길 기대해본다.

### 기적을 일으킨 사람들

대장암을 앓고 있던 60세의 송○○ 씨가 병원을 찾은 건 2010년 2월이었다. 그녀가 처음으로 병원을 찾았던 것은 혈변 때문이었다. 오래 전부터도 대변이 가늘게 나오거나 변비 증세가 있었고 간혹 아랫배에 통증을 느끼기도 했지만 별 일 아니라고 여겼다. 한약 두 첩을 지어먹고는 괜찮을 것이라고 생각했다. 그러던 중 대변을 보다 혈변이 나온 것이다. 그녀는 그제야 그것이 심상찮은 신호라고 생각했다. 동네 병원에 가서 검사를 받았는데 의사가 검사 결과를 한참 들여다보더니 조심스럽게 말을 꺼냈다.

"큰 병원에 가서 검사를 받아보시는 게 좋겠습니다."

그녀는 '내 몸에 뭔가 큰 일이 일어났구나!'라는 생각과 함께 밀려오는 불안감을 떨쳐버릴 수가 없었다. 그리고 불길했던 예감은 적중하고 말았다. 모 대학병원에서 직장암이라는 판정을 받은 것이다. 그뿐만 아니라 의사로부터 수술이 불가능한 상태라는 말을 전해 들었다. 그녀는 자신의 처지를 떠올리며 눈물을 흘릴 뿐, 어떻게 해야 할지 막막하기만 하였다.

"남편이 거의 10년간 심장 때문에 고생을 했습니다. 옆에서 걱정하고 돌보느라 내 몸에 암이 자라고 있는 줄도 몰랐나 봐요. 이제 나까지 암에 걸렸다고 하니 자식들한테 너무 미안해요."

지인들의 권유로 면역 치료라는 것을 알게 된 그녀가 처음으로 한의원에 방문했을 때 심리적으로 많이 위축된 상태였다. 그랬던 그녀에게 본격적으로 면역 치료가 시작되자 그녀 역시 조금씩 달라지기 시작했다. 병을 이기겠다는 의지가 샘솟는 것처럼 보였다.

"저도 힘을 낼게요, 선생님. 몸이 불편한 남편과 자식들을 있는데 마음이 약해지면 안 되잖아요."

면역 치료로 인해서 희망을 얻은 그녀는 더욱 강해졌다. 아랫배에 통증이 너무 잦아서 마약성 진통제를 먹어야 할 정도로 상태가 좋지 않았는데 면역 치료를 받은 지 4개월이 지나자 통증이 거의 사라졌다.

잃어버렸던 식욕도 되찾아 세 번의 끼니도 꼬박꼬박 챙겨 먹을 수 있었다. 물론 식이섬유가 없는 음식을 먹어야 했지만 밥을 잘 먹을 수 있게 되자 체력이 좋아졌고 얼굴에도 생기가 돌기 시작했다. 기력이 생겨서 잠도 잘 잘 수 있게 되었고 자연스럽게 컨디션이 회복되어 수술도 가능해졌다.

그런데 그녀의 몸이 호전되고 있던 어느 날, 그녀의 남편이 심장마비로 갑작스럽게 세상을 떠나는 불행한 일이 닥쳤다. 암 투병 중이던 환자와 가족들에게 가장의 죽음은 몇 배의 충격으로 다가왔다. 연이은 불행으로 그녀는 모든 것을 포기하고 싶었지만 아버지를 잃은 아이들에게 또 다시 상처를 줄 순 없다는 마음 하나로 버텼다.

그녀는 다시 이를 악물었고, 예전보다 더 열심히 항암 치료와 면역 치료를 병행했다. 그런데 이번에는 항암 치료로 인해 부작용이 찾아왔다. 손끝이 까매지고 어지러움을 느꼈고 입이 쓰다고 했다. 물론 이 정도 부작용은 다른 암 환자들에 비하면 양호한 편이었지만 그녀는 부작용으로 힘들어했다. 수술로 암을 제거했음에도 불구하고 재발과 전이에 대한 걱정으로 늘 노심초사하였기 때문이다. 그녀에게 치료 외에 해줄 수 있는 건 용기를 주는 것뿐이었다.

"암이 재발이 잘 되는 병이긴 하지만 모든 환자가 다 그런 것은 아닙니다. 면역력을 키워놓으면 앞으로도 쭉 건강하게 사실 수 있어요."

그렇게 치료를 이어가던 중 드디어 희망적인 소식이 들렸다. CT 검진 결과, 수술부위가 깨끗하고 전이도 없다고 나온 것이다. 그녀는 지금도 대변을 자주 봐야 하는 번거로움을 겪고 있지만 예전에 비하면 훨씬 건강해졌고 긍정적으로 변했다. 이제 재발을 걱정하며 전전긍긍하지 않는다. 지금의 행복과 건강을 당당하게 누리면서 더 행복하고 건강해지기 위해서 꿈을 꾸고 있다.

"살아 있다는 게 얼마나 고마운지 몰라요. 가족들은 말리는데 몸이 완전히 나으면 예전에 하던 채소 가게도 다시 하고 싶어요."

### 절망 끝에서 만난 기적

58세 정○○ 씨가 처음 한의원을 찾아 왔을 때 그는 위암 말기 판정을 받은 상태였다. 병원에서는 그에게 수술이 불가능할 뿐만 아니라 6개월 정도밖에 살지 못한다고 했다.

"처음에는 검사 결과를 믿지 않았어요. 그래도 남들보다 건강하다고 생각하면서 살았는데 제가 암이라니, 말이 안 된다고 생각했죠."

처음 위암 말기라는 선고를 받았을 때, 도저히 검사 결과를 받아들일 수가 없었다. 갑작스레 닥친 이 상황을 받아들이지 못하고 '뭔가 잘못되었을 거야. 내가 암일 리가 없어.'라고 부정하기 시작했다.

그는 국립암센터까지 찾아가서 다시 검진을 받았다. 결과는 똑같았다. 기가 막히고 하늘이 무너지는 것 같았다. 앞으로 살아갈 날이 6개월도 남지 않았다니! 이 무슨 마른 하늘의 날벼락 같은 소리인가!

그는 평상시에 과음을 즐기고 식습관이 좋지 않은 편이었다. 병원에서는 그의 몸이 수술도 할 수 없는 최악의 상태라고 말했다. 항암 치료 외에는 방법이 없었다. 그는 진통제를 먹어가면서 항암 치료를 받았다. 평소에 워낙 체력이 좋았던 터라 항암 치료쯤이야 거뜬할 것이라고 생각했다. 하지만 제 아무리 체력이 좋았다 한들 한순간에 무너뜨리는 것이 바로 항암 치료인데…….

"항암 치료가 무서운 걸 그때 뼈저리게 느꼈죠. 이렇게 죽는구나 싶었습니다."

절망적인 생각에 빠져 있을 때 암센터에서 만난 환자의 보호자를 통해 면역 치료를 알게 되었다. 고통스러운 항암 치료 외에도 대안이 있다는 사실이 너무도 기뻤던 그는 바로 한의원을 찾아왔다.

2008년 10월, 면역 치료를 처음 시작할 무렵에 그는 식이 요법을 제대로 따르지 않아 간호사들에게 혼이 난 적이 많았다. 그럴 때마다 필자들은 마음을 다잡고 열심히 치료를 받으라고 격려했다. 아니나 다를까 치료 한 달 만에 통증이 사라지고 컨디션이 좋아졌다. 식욕도 돌아왔고 어지러움증도 사라졌다.

면역 치료를 받은 지 3개월이 되어갈 무렵, 다시 한 번 검진을 받았다. CT 촬영을 해보니 놀라운 결과가 나왔다. 사진을 자세히 들여다보지 않으면 측정도 안 될 만큼 암 크기가 줄어든 것이다. 그는 무척 기뻐했다. CT 검사를 해준 병원 측에서도 아주 운이 좋다며 놀라워했다.

"선생님, 저 요즘 주변에 암에 걸린 사람이 있으면 무조건 면역 치료를 받아보라고 권하고 다닙니다. 사람들은 암이라고 하면 수술이나 항암 말고는 방법이 없는 줄 아는데 면역 치료를 더 많이 알려야 돼요."

이런 기적과도 같은 치료 결과를 이루어낼 수 있었던 건 모두 환자의 의지 덕분이었다. 아무리 좋은 치료법도 환자 본인의 의지가 없으면 효과를 거둘 수 없기 때문이다.

**Chapter 2**

# 한의학,
# 암을 말하다

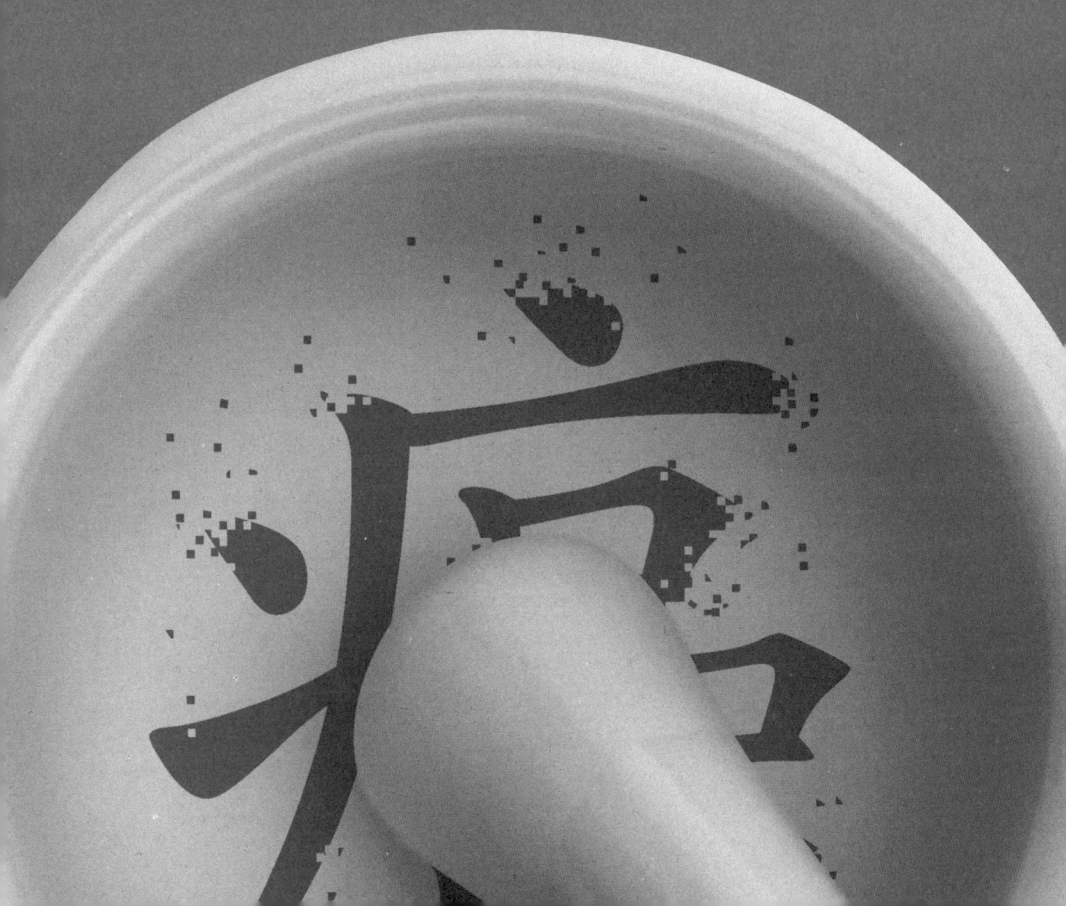

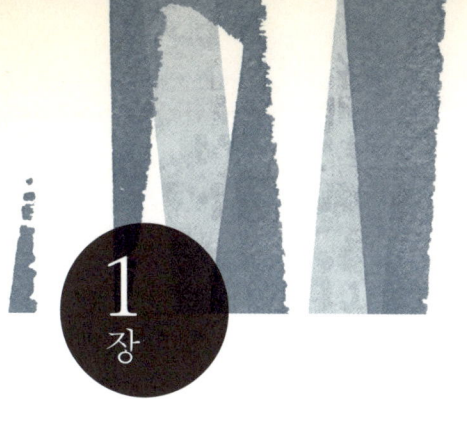

# 1장 한의학과 암이 만나다

## ▶ 뜬구름 잡는 학문이라고요?

"솔직히 말하면, 한의학은 뜬구름 잡는 학문 같아요."
"한의학은 과학적인 근거가 부족하지 않나요?"

한의학을 과학으로 인정하지 않는 사람들은 흔히 이렇게 말한다. 근대 이후부터 시행된 과학 교육과 서양의 근거 중심적인 사고에 길들여진 사람들은 한의학을 근거가 부족하고 실체가 없는 학문이라고 오해한다. 그러나 분명하게 말하지만 한의학은 과학이다. 그것도 수천 년의 역사를 통해 누적된 경험과 임상 결과를 바탕으로 발전한 과학이다.

그럼에도 한의학은 서양의학이 본격적으로 도입된 후부터 대중에게 외면당했다. 그뿐만 아니라 '서양의학의 무서운 발전 속도를 따라

가지 못하고 있다', '초라한 성과를 거둔 게 전부'라는 근거 없는 빈축을 사기도 했다.

그런데 한의학의 위상이 이렇게 떨어진 것을 대중의 탓으로만 돌릴 수는 없다. 왜냐하면 한의학의 위상이 추락할 무렵, 한의사들 스스로가 위기 상황에 적극적으로 대처하지 못했기 때문이다. 심지어 대중이 한의학을 과학이 아니라 신비주의를 바탕으로 한 사이비 학문으로 오인하고 있는데도 한의사들은 손을 놓고 있었다. 한의학의 위상이 예전만 못하다는 푸념을 늘어놓기 전에 먼저 한의학이 고도의 체계를 갖춘 과학임을 입증했어야 했다. 한의학에 대한 오해가 이렇게 깊어지기 전에 대중과의 소통에 힘을 썼더라면 지금의 한의학은 과연 어떤 모습으로 변했을까? 필자들은 지금부터라도 대중과 소통하고 설득하면서 한의학의 효과를 보다 과학적이고 체계적으로 입증하는 작업을 할 생각이다.

## ▶ 암 정복, 멀고 힘해도 가야 할 길

이미 1장에서 다루었듯이 갈수록 암에 걸리는 환자 수는 늘어나고 있다. 이는 국내에만 국한된 현상이 아니라 전 세계적인 추세다. 그렇다면 암 치료의 수단으로 제대로 인정받지 못하는 한의학의 성과를 제외해놓고 생각해보자. 암 치료법에 대한 연구 현황은 합격점을 받을 만한 수준일까? 결론부터 말하자면 국내외의 암 연구는 서양의학적 방법인 수술, 방사선, 화학 요법을 중심으로 다양한 시도가 이루어지고 있긴 하지만 합격점을 받을 만한 수준은 아니다. 게다가 서양의학적 치료 방법은 대부분 암세포를 파괴하기 때문에 치료 효과와 함께 심각한 부작용이 따르고 환자의 삶의 질에 있어서도 만족스러운 결과를 거두지 못한다. 이렇게 암 정복으로 가는 길은 멀고도 험해 보인다. 그뿐만 아니라 수술이 불가능한 환자, 암이 전이된 환자, 재발된 환자의 경우에는 적합한 치료방법이 없는 실정이다. 이러한 상황에서 한의학은 어떤 부분을 담당해야 할까?

한의학은 환자의 부분에 치우치지 않고 전체를 본다. 즉 병만 보는 것이 아니라 사람을 본다. 따라서 암을 치료하기 위해서는 한방과 서양의학, 각각의 장점을 살려 통합 치료를 고려해야 한다. 환자 중심의, 환자를 위한 치료야말로 21세기 의학이 가져야 할 최고의 목표이지 않을까?

### 한의학 문헌에 기록된 암

한의학 문헌에도 각종 병증에 대해 상세히 기록되어 있다. 그 중에서 종양에 대해 언급한 것도 찾을 수 있다. 또한 한의학에서 말하는 종양과 서양의학에서 말하는 암의 증상은 일치한다.

한의학에서는 암의 원인을 따로 다루지 않는다. 암 역시 일반적으로 질병이 발생하는 원인 때문에 나타난다고 보았다. 즉 육음六淫[1] 칠정七情[2],

음식상(飮食傷)3), 담음(痰飮)4), 어혈(瘀血)5) 등의 한의학적 병증이 원인이 되어 발생하는 것으로 본다.

 그렇다면 과거, 한의학에서는 '암'을 뭐라고 지칭했을까? 고대 한의학 서적을 보면 '암(癌)'은 '암(嵒)'으로 통했다. 암(嵒)은 체표에 발생하는 악성 종괴를 뜻하는 말이다. 그것은 단단한 것이 돌과 같고 모양은 산의 암(岩)과 같고 혹은 병이 말기에 이르면 중간이 함몰하는데 그 깊이가 암혈과 같다고 해서 암(嵒)이라고 불렀다.

 한의학에서 암(종양)에 관한 기록은 오래전부터 적지 않게 전해 내려온다. 고대 은허(殷墟)6)의 갑골문에 담, 기체, 어혈이 원인이 되어 생기는 혹인 '류(瘤)'라고 병명이 기록되어 있고, 2천여 년 전의 『주례(周禮)』7)에는 종양만을 전문적으로 치료하는 '양의(瘍醫)8)'라는 명칭이 등장하는 것으로 보아 암에 대한 인식이 이미 오래전부터 시작되었음을 알 수 있다.

 당나라 시대 이전에 암(癌)이라는 기록이 없고 암과 유사한 병증은 '종양(腫瘍)'과 '암(嵒)', '저(疽)'의 안에 포함시켰다. 역대문헌에서의 악성 종양(암) 및 양성 종양에 해당하는 병명의 예를 들면 다음과 같다.

---

1) 풍(風), 한(寒), 서(暑), 습(濕), 조(燥), 화(火) 6가지의 병사(病邪)를 종합하여 이르는 말
2) 인간이라면 누구나 느끼는 일곱 가지 감정으로 기쁨(喜), 노여움(怒), 근심(憂), 생각(思), 슬픔(悲), 놀람(驚), 두려움(恐)을 이르는 말
3) 음식으로 비위(脾胃)가 손상되어 발생하는 병증. 식상(食傷)이라고도 한다.
4) 체액이 위에 머물러 소리를 내는 것, 몸 안에 진액이 여러 가지 원인으로 제대로 순환하지 못하고 일정한 부위에 몰려서 생긴 증상
5) 체내의 혈액이 일정한 자리에 정체되어 노폐물이 많아지는 증상
6) 중국 상나라 시대의 유적
7) 주나라의 유교 경전
8) 한의학에서 외과 질환을 치료하는 의사

- 악성 종양(암)

    1) 열격嗜膈: 식도암, 식도하단분문암

    2) 반위反胃: 위유문저부암

    3) 징癥, 적積: 복부의 악성 종양

    4) 비적脾積: 간암 간비종대

    5) 폐적肺積: 폐암

    6) 심적心積: 위암, 간 담 췌장 종양

    7) 유석옹乳石癰: 유방암

    8) 설영石癭: 갑상선암

    9) 석가石瘕: 자궁근종 및 골반, 자궁, 복막후의 양성 악성 종양


- 양성 종양

    1) 담포痰包: 설하낭종舌下囊腫

    2) 담핵痰核: 지방종, 만성 임파결염 및 결핵

    3) 지류脂瘤: 지방종, 피지선낭종

    4) 혈류血瘤: 혈관종

    5) 기류氣瘤: 연조직 종양

    6) 근류筋瘤: 연조직 종양

    7) 이균耳菌: 외이도 유두상 종양

    8) 골류骨瘤: 골의 양성 종양

    9) 육류肉瘤: 양성 종양

10) 우치疣痔, 식육息肉, 췌생물贅生物 : 양성 종양

이러한 기록으로 미루어 보아, 한의학에서는 일찍이 악성 종양과 양성 종양을 구분해서 진단하고 그 치료법에 대하여 기술했으며, 각종 종양의 발병 원인 및 예후에 대하여 풍부한 임상기록을 보유하고 있다.

## ▶ 암, 도대체 왜 생기나?

한의학에서는 암의 원인을 희喜·노怒·우憂·사思·비悲·공恐·경驚 등의 일곱 가지 감정과 기혈, 오장육부가 조화를 이루지 못해 생기는 것으로 보았다. 또한 신체가 허약해지고 안 좋은 환경이나 잘못된 식습관으로 인해 음양이 불균형을 이루어 오장육부의 기능을 다스리지 못해 암이 생긴다고 기술되어 있다. 그러므로 암에 걸리면 몸속에 기가 제대로 흐르지 않아 한 곳에 몰리는 현상인 기체氣滯, 혈액조직의 이상이나 혈구의 면역기능의 이상인 어혈瘀血, 내분비선과 림프절의 이상으로 인한 병증인 담결痰結과 사독邪毒 등의 병리현상을 겪는다고 한다.

또한 『외증의안회편外證醫案滙編』9)에는 암의 원인을 '정기허즉성암正氣虛則成癌'이라고 기록했다. 이는 '인체의 정기, 즉 면역력이 약화되면 암을 일

---

9) 중국 청나라 여경화(余景和)가 편찬하여 1894년에 간행된 의서

으킨다'라는 뜻이다. 즉 인체를 방어하는 틀이 병을 일으키는 요소를 제거하지 못해서 암이 생기고, 이는 면역력 저하에서 비롯된다는 것이다. 한의학에서는 이외에 질병을 유발하는 요인이 몸속에 들어오기 때문에 암이 생긴다고 말하기도 한다.

다시 말하건대 한의학에서는 암을 개별적인 질병으로 보지 않는다. 암세포의 종류가 다양하고 발생 부위 또한 광범위하며 암종癌腫의 증상이 전신에 걸쳐 나타나기 때문에 복잡한 질병으로 규정한다. 따라서 한의학에서는 암의 발생 원인을 단순하게 몇 가지를 꼽는 데 그치지 않고 복합적인 요인을 하나씩 언급한다. 지금부터 한의학의 관점에서 바라본 암의 발생 원인을 내적 원인과 외적 원인으로 나눠 살펴보자.

### 내적인 원인

내부에서 발생한 암의 원인을 뜻하며 주로 칠정, 음식, 과로가 이에 속한다.

● 1. 칠정(정신적 원인)

희喜(즐거움), 노怒(분노), 우憂(근심), 사思(생각 혹은 고민), 비悲(슬픔), 공恐(두려움), 경驚(놀람) 등의 일곱 가지 정서의 변화를 가리키는 말이다. 칠정은 정상적인 정신활동에 속하지만 갑자기 정상적인 생리 범위를 초과해서 너무 강력하거나 혹은 장기적인 정서의 자극을 받을 때, 우리 인체에 악영향을 미친다.

예를 들면 즐거운 감정의 자극이 너무 강하면 심장에 해를 끼치고, 화난 감정이 강하게 지속될 때는 간장에 해를 끼친다. 슬픈 감정이 강하게 지속되면 폐장을 해치고, 생각을 많이 하거나 고민을 많이 하면 비장을 해치기 쉽다. 그리고 공포와 두려운 감정을 오랫동안 느끼면 신장을 해친다.

현대인들은 직장 생활이나 일상을 통해 여러 가지 정신적 압박을 받고 자극을 접한다. 그뿐만 아니라 흡연이나 음주 등의 자극도 지속적으로 받게 된다. 이런 모든 것들은 정신적 긴장을 일으키고 정서를 불안정하게 만든다. 그리고 이러한 정신적 스트레스가 암을 유발하는 주요 원인으로 작용하기도 한다.

● 2. 음식(식생활의 원인)

음식은 기혈진액을 생산시키는 원동력이며 인체의 생명활동을 유지하는 데 필요한 조건이다. 그러나 음식이 적당하지 못하면 질병을 일으키는 원인이 된다. 특히 음식을 골고루 먹지 않고서는 균형 잡힌 영양 상태를 유지할 수 없다.

이러한 영양의 불균형 상태가 오랫동안 지속되면 인체의 모든 기관이 약해지고 급기야 질병을 유발하는 원인이 되기도 한다. 그래서 편식이나 불규칙적인 식습관, 굶거나 과식, 과음을 하게 되면 위장, 비장, 간장 등의 기관이 제 기능을 다하지 못하고 심하면 질병까지 일으키게 된다.

한의학에서는 일찍이 바람직하지 못한 식습관을 지적했다. 술을 많이 마시거나 자주 마시고, 담배를 많이 피우며, 고기나 생선을 자주 또는 많이 먹고, 맵고 짜고 차고 더운 음식을 과식하는 것은 바람직하지 못한 식습관이라고 하였다. 또 이러한 식습관을 오랫동안 방치하면 각 장기나 순환기, 내분비, 소화기, 비뇨생식기 계통에 병을 초래할 수 있음을 경고하였다.

● 3. 과로

정상적인 노동은 기혈의 유통을 촉진하고 체력을 증강시키는 데 도움을 준다. 우리 몸을 튼튼하게 하고 병에 잘 걸리지 않도록 한다. 그러나 과로하거나 너무 편안한 생활을 하면 이는 암의 발병 원인으로 작용한다.

육체적 노동, 정신적 노동, 방로(성생활)가 과도하면 비장이 상하고 기혈이 소모되므로 잘 먹지 못하고 무력하며 권태롭고 피로하고 말하기 싫어지고 조금만 움직이면 숨이 차고 심지어 내장하수(장기가 아래로 늘어지는 현상)를 일으킬 수 있다.

**외적인 원인**

외부에서 발생한 암의 원인을 뜻하며 주로 기후나 환경 변화가 이에 속한다.

● **1. 기후와 환경의 변화**

인체는 자연 환경의 영향을 많이 받는다. 풍風, 한寒, 서暑, 습濕, 조燥, 화火는 본래 자연계의 여섯 가지 정상적인 기후 변화인데, 이를 육기六氣라고 한다. 정상적인 조건 속에서는 외부의 기후 변화에 인체가 적절히 적응할 수 있으나, 기후가 급격히 변하거나 비정상적인 기후 환경 속에서는 인체의 저항력이 낮아져서 기후변화에 잘 적응하지 못하게 되고, 이로 인해 질병에 걸리게 된다. 육기가 변질된 비정상적인 기후 상태를 일컬어 육음六淫이라고 한다.

**1) 풍風**

풍은 대부분 피부로 침입하게 된다. 비정상적 기후 상태인 육음 중에서 가장 병을 잘 일으키는 요소 중 하나다. 풍은 인체의 상부와 외부로 발산작용을 일으키기 때문에, 이것으로 인한 증상으로는 땀이 나거나 열이 나고, 두통이 생기기도 한다. 풍은 잘 움직이는 특성이 있기 때문에 피부가 매우 가렵게 되거나 통증이 여기 저기 돌아다니는 등의 증상도 생기게 된다.

**2) 한寒**

한은 겨울철의 기후를 뜻한다. 날씨가 추울 때 제대로 추위를 막지 못하면 한의 침범을 받게 된다. 한의 주요 증상은 오한, 전신통 혹은 국소적인 통증, 설사, 구토 근육 경련 등이 있다.

### 3) 서(暑)

서는 여름철의 기후로 여름의 열기가 변화한 것이다. 서로 인한 병은 주로 하지 이후 입추 이전에 많이 발생된다. 서에 의하여 병이 생기면 가슴이 답답하고 목이 마르는 증상이 생기거나 고열, 탈수 등이 생기고, 여기에 습이 더해지면 구토나 설사 등의 증상도 생긴다.

### 4) 습(濕)

습은 늦여름부터 초가을 사이의 주요한 기후이다. 습에 인체가 손상되면 습사가 장부와 경락에 머무르면서 기의 순행을 억제하여 소화불량이나 구토, 설사 등의 증상을 쉽게 유발한다. 또한 습은 성질이 무겁고 탁하기 때문에 몸이 무겁게 느껴지거나 두통, 어지럼증 등이 생기게 되며 습이 관절에 머무르면 관절통 등의 증상도 생긴다.

### 5) 조(燥)

조는 가을철의 기후로서 서늘하고 건조한 기후를 가리킨다. 조는 성질이 건조하기 때문에 쉽게 인체의 진액을 손상시킨다. 입과 코가 건조해지고 피부가 갈라지며 변비 등의 증상이 생긴다. 또한 조는 폐를 쉽게 손상시키는 성질이 있다. 이로 인하여 마른 기침이나 천식, 흉통 등의 증상이 나타나게 되며 심하면 코피를 흘리거나 객혈을 하게 된다.

6) 화火

화는 열이 극도로 되어 생긴 것으로 인체의 진액을 태우며 이로 인하여 열증을 나타내게 된다. 목이 마르고, 자주 물을 마시고, 대변이 굳고, 소변이 적은 등의 증상은 모두 화로 인하여 진액이 손상되기 때문에 나타나는 것이다. 또한 화는 위로 치미는 성질이 있기 때문에 두통을 느끼거나 열이 머리 위로 올라오는 느낌을 받을 수 있다.

## ▶ 암의 실체를 들여다보자

의료인들과 암에 걸린 환자들, 그리고 보호자들의 최대 관심사는 '암을 없애거나 줄이는 방법'일 것이다. 하지만 애석하게도 수많은 전문가들이 연구를 하고 이러한 프로젝트에 매달렸음에도 암의 정체를 분명하게 밝혀내지 못했다. 우리는 도대체 암에 대해 얼마나 알고 있을까?

한자로 암癌을 써보면 '병질 엄疒'에 '바위 암嵒'이 들어가 있는 형상이다. 즉 바위처럼 딱딱한 종기를 암이라고 일컫는 것이다. 의학의 아버지라 할 수 있는 히포크라테스도 암을 일컬을 때 '게'를 의미하는 '카르키노스karkinos'라는 말을 사용했다. 그 또한 암을 게의 껍질처럼 딱딱한 종기로 보았다. 그뿐만 아니라 다리가 잘려나가도 되살아나는 강한 생명력과 먹이를 움켜쥐고 절대 놓지 않는 집요한 게의 성질이 암의 성질과 닮았다고 생각했다. 이렇게 어원만 살펴보아도 우리는 암의 성질을 어느 정도 가늠할 수 있다. 그렇다면 암은 어떻게 생겨나고 또 어떻게 발전하는 걸까? 앞에서 간단하게 설명했지만 다시 정리해보자.

우리 몸에는 대략 60조 개의 세포들이 존재한다. 이 세포들은 무리를 만들어 일정한 형태를 이루고 장기를 형성한다. 각각의 세포는 각자 맡은 바 임무를 수행하고 기능을 하다가 시간이 지나면 죽고 새로운 세포로 바뀐다. 이것이 흔히 말하는 세포분열이다. 따라서 우리 몸에서는 매일 수백만 개의 세포가 죽거나 사라지며 새로운 세포들이 탄생한다. 그리고 이때 죽는 세포와 새로 만들어지는 세포의 수는 정확하게 일치해야 한다. 그런데 이들 중 세포가 손상되면서 죽지 않고 계속 살아남는 세포가 있는데 이 세포가 암세포로 변한다. 그 과정을 살펴보자.

### 정상세포가 암세포로 변화되는 과정

- **1단계: 암 유발 개시단계**

발암원 DNA를 공격해서 돌연변이를 유발하는 비가역 반응[10]을 일으키는 단계가 개시단계이다. 건강한 몸의 DNA는 비록 다양한 원인에 의해서 손상을 입더라도 회복이 가능하다. 여러 효소 작용에 따라서 DNA가 손상된 부위를 인식하고 제거하는 것이다. 이렇게 손상된 부위가 제거된 DNA는 세포가 복제되는 시기에 정상적인 유전자로 복구된다. 이 과정에서 복구되지 않고 손상된 채로 남아 있는 세포가 있다면

---

[10] 거꾸로 돌이킬 수 없는 반응

면역의 공격을 받아서 죽는다. 그런데 DNA가 손상된 세포가 복구되지 않고 죽지도 않고 남게 되면 암이 촉진되는 다음 단계로 넘어간다.

● 2단계: 암 유발 촉진단계

1단계였던 암 유발 개시단계만으로는 암이 발생하지 않는다. 암이 발생하기 위해서는 암 발생을 촉진하고 유지하는 단계가 필요한데 이 단계는 상당히 오랜 시간에 걸쳐 진행된다. 즉 암 유발 촉진단계를 거치게 된다. 이 시기에는 발암원의 작용을 촉진하는 '종양촉진제' 역할을 하는 물질들이 양성 종양을 유발한다. 이러한 작용으로 인해 암세포들의 형태학적, 생화학적, 분자생물학적인 변화가 이루어진다. 그 결과 암세포의 크기가 직경 1센티미터 이상이 되면 주위의 정상 세포들과 싸우며 점차 정상적인 조직을 침범하기 시작한다.

● 3단계: 암 진행단계

암세포 한 개가 처음 자리를 잡고 정착하여 직경 1센티미터의 크기가 되기까지는 오랜 시간이 걸리지만 직경 1센티미터의 암세포가 직경 4센티미터의 크기에 이르는 데는 비교적 짧은 시간이 걸린다. 이렇게 암세포는 단 시간에 기하급수적으로 커지는 성질을 갖고 있다.

진행기에 접어들면 양성 종양[11]이 악성 종양으로 전환하여 악성 종양[2]

---

[11] 주변 기관이나 조직에 침윤(암이 자라서 조직을 뚫고 들어가는 현상) 또는 전이를 하지 않은 종양을 말한다. 하지만 중요한 기관이나 장기에 위치하면 치명적일 수 있다. 대부분 쉽게 제거할 수 있는 종양으로 섬유종, 지방종이 여기 속한다.

의 특성이 증대된다. 암 유전자와 암 억제 유전자의 돌연변이가 증가하고 염색체 이상도 나타난다. 이때 암세포는 성장에 필요한 산소와 영양분을 공급받을 새로운 혈관을 만들려고 한다. 그러면서 주위조직과 연결된 고리를 끊고 세포 틈 사이로 뻗어가거나 주변의 혈액, 림프관으로 파고들 준비를 한다. 환자가 이 시기에 암을 발견하면 3기 정도에 해당된다.

- 4단계: 암 전이단계

전이기에는 암세포가 주변 조직이나 장기로 침입하고 혈액과 림프액을 따라 몸의 여러 곳으로 퍼져나간다. 이렇게 온몸에 퍼져 특정한 부위에 정착한 암세포는 영양과 산소는 받아들이고 노폐물을 밖으로 배출시키면서 성장한다. 이 단계의 암세포는 성장하는 속도가 매우 빠르다. 또 암세포 유전자를 변형시키면서 다양한 형태를 만들어 우리 몸에 뿌리 내리고 자체 생명력이 더욱 강해진다. 이 단계가 오랫동안 지속되어 말기 암이 되면 항암제나 방사선 치료에도 별다른 효과를 볼 수 없다.

### 한의학 용어로 풀어본 암의 증상

암에 걸리면 우리 몸에는 어떤 변화가 일어날까? 한의학에서는 암에

---

12) 증식력이 강하고 주위 조직에 대하여 침윤성과 파괴성이 있으며 온몸에 전이하여 치명적인 해를 준다. 암종(癌腫)이나 육종(肉腫)이 대표적이다.

걸리면 체내에 암으로 인한 독이 생겨 담痰, 즉 내분비, 림프선분비, 림프절 등에 이상이 생기다가 급기야는 체내의 영양 대사의 균형이 깨진다고 본다. 혈액순환에 문제가 생겨 어혈瘀血[13]이 생기고 체력이 떨어지면서 체중도 줄어들게 된다. 암으로 인해서 발생할 수 있는 각종 병리 현상에 대해서 구체적으로 알아보자.

● **첫 번째 증상, 기체혈어氣滯血瘀**

기가 정상적으로 활동한다는 말은 전신을 운행하며 소통을 원활하게 한다는 의미다. 그런데 인체의 어느 부분의 장애가 생기면 관련된 장부 또는 경락에서 병리 변화가 나타날 수 있는데, 이를 기체라 한다. 보통 음식이 소화가 안 되면 우리는 체했다는 말을 많이 한다. 이는 음식물이 위에 정체되었다는 뜻이다.

하지만 '기체'라고 하면 그 범위가 확대된다. 예를 들면 마음과 뜻이 편치 않아서 답답하거나 먹은 음식이 소화가 안 되고 외부로부터 나쁜 기운이 들어오거나 외상 등이 모두 기체를 유발한다.

기체의 일반적인 증상은 통증과 답답함이며 아픈 부위가 팽팽하게 부어오르면서 더 아프다. 이런 통증이 때로는 심하고 때로는 가볍게 나타나며 위치가 고정되지 않는 것이 특징이다. 이는 심리적인 요소와도 관련이 있다.

13) 혈액조직의 이상이나 혈구의 면역기능의 이상

예를 들어서 『동의보감』에서는 걱정과 근심이 많고 억울한 일을 당하면 유방이 붓고 멍울이 생기면서 아프다고 하였는데 이는 유방암의 초기증상과 비슷하다. 특히 위와 장에 기체가 발생하면 소화 장애, 배변 장애 등을 일으키는데 이러한 증상은 위암, 대장암에 자주 나타난다.

'혈어'는 피의 흐름이 활발하지 못하거나 국부에 어혈이 정체되기 때문에 나타난다. 기가 정체하거나 기기 허하여 혈액의 운행이 활발하지 못해도 생기고 넘어지거나 떨어져서 외상을 입은 후에 내출혈이 있었던 경우에도 혈어가 나타난다. 또한 혈액이 열을 받아서 운행을 혼란스럽게 하거나 반대로 차가운 기운을 받아서 뭉치고 막혀 혈어를 일으킬 수 있다.

혈어의 주요 증상은 침으로 찌르는 듯한 통증이 나타나며 장소가 고정되어 있는 것이 특징이다. 또 체내에 덩어리를 발생시키고 얼굴과 눈의 주변이 검어지며 입술과 혀가 푸른 자색이 되는 증상이 그치지 않고 반복된다.

● 두 번째 증상, 열독내온熱毒內蘊

암에 걸렸을 때 나타날 수 있는 첫 번째 병리현상은 '열독내온'이다. 열독내온이란 기체 혈어증상이 치유되지 못하고 방치되어 한층 더 심각해진 상태를 의미한다. 주로 피부에 발진이 생기거나 마음이 불안하고 혀가 붉어지며 맥이 빨라지는 등의 증상이 있다. 심하면 정신이 혼미해지기도 한다.

한의학에서 암 환자가 열독내온 상태에 도달하게 되면 열을 내리고 독을 없애는 방법인 청열해독법을 써서 치료한다.

● **세 번째 증상, 담음응결**痰飮凝結

담음은 수액의 대사에 장애가 생겨서 나타나는 증상이다. 맑고 묽은 것은 음이고 점액질인 것은 담인데 둘의 원천이 같으므로 흔히 담음이라 부른다. 담음은 기를 따라 운행하여 전신의 가지 않는 곳이 없다.

폐에 담이 생기면 기침과 가래가 있고 인후에 응결하면 목안이 막혀 이물감이 생기고 위완부(식도와 위가 연결되는 부분)에 담이 생기면 메스꺼움, 구토와 함께 명치 부위에 답답한 통증이 있고 경맥근골(팔, 다리 부분, 근육, 뼈)에 담이 있으면 경부(정강이 부분)의 임파선암, 담핵痰核, 혹은 근육 깊은 곳에 생기는 만성화농성 종양인 음저유주陰疽流注 등이 생길 수 있다.

● **네 번째 증상, 장부실조**臟腑失調

질병으로 인해서 오장육부의 음양과 기혈의 균형이 무너지는 현상을 '장부실조'라 한다. 질병의 발생이 외적인 원인에 의한 것인지, 내적인 원인에 의한 것인지와 관계없이 우리 몸은 한 번 병에 걸리면 필히 오장육부의 생리기능에 악영향을 받는다.

그러므로 한의학에서는 건강을 유지하고 인체의 생명활동을 원활하게 하는 가장 중요한 것이 기와 혈, 음과 양이 평행을 유지하는 상태라고 본다. 오장육부의 기혈氣血과 음양陰陽의 평행 상태를 유지함으로써 정상적인 생리활동을 하는 것이다. 그런데 이토록 중요한 균형이 깨지면 우리 몸은 병에 걸리고 만다.

마지막으로 한의학에서는 똑같은 병에 걸려도 병세가 강하게 나타내는 실증實症과 생명을 유지할 수 있는 최소의 힘이나 저항력이 떨어져 있는 허증虛症이 따로 존재한다고 본다. 환자의 상태가 실증에 가까운지, 허증에 가까운지를 진단하는 것 또한 한의학에서는 매우 중요한 문제다.

그러나 안타깝게도 암 환자에게서는 실증과 허증이 동시에 나타난다. 그렇기 때문에 암을 치료하는 데 있어 한의학적인 진단을 내리기란 매우 어렵고도 까다롭다. 그러므로 환자 개개인의 몸에 나타나는 특징을 종합적으로 분석한 다음 신중하게 접근하는 방식을 취해야 한다.

앞에서 설명한 네 가지 현상이 지속적으로 나타나는 사람의 경우, 한의학에서는 이미 암에 걸렸거나 암에 걸릴 가능성이 높다고 본다. 물론 임상 진단에 있어서는 환자 개개인마다 체질이 다르고 병의 깊이가 다르고 원인이나 건강상태, 나이가 다르기 때문에 이를 감안해야 한다. 우리 몸에 나타나는 병리 현상은 그 자체가 단순하지 않고 여러 가지 병리 현상이 서로 복잡하게 얽혀 있기 때문이다.

## 암은 불사신이 아니다

대부분의 암 환자들은 한의원을 찾아와 이렇게 질문한다.
"선생님, 좋아질 가능성이 있을까요?"
한의원을 찾는 환자들은 대개, 일차적으로 서양의학에 의존하여 치료를 해본 후에 한의원을 찾아오기 때문에 몸도 마음도 지쳐 있는 경우가 많다. 그리고 그들 중 일부는 4기 판정을 받고 지푸라기라도 잡는 심정으로 한의원을 찾는다. 물론, 암이 4기까지 진행되어 다른 장기로 전이되면 회복하기 힘든 게 사실이다. 하지만 환자들이 한 가지 명심해야 할 사항이 있다. 4기라는 판정을 받았다고 해서 다 같은 4기가 아니고, 또 4기 판정이 곧, 말기 암을 의미하는 것은 아니다.

왜냐하면 다른 장기들보다 특별히 암의 전이가 잘 되는 장기들이 있다. 그리고 암은 쉽게 전이하는 성질을 가지고 있기 때문에 언제든지 다른 장기로 옮겨갈 수 있다. 그러므로 인위적으로 나누어놓은 암의 진행 단계에 연연하고 집착할 필요는 없다. 4기에 접어들었다고 해서 치료 불능, 혹은 가망이 없는 상태가 아니므로 섣불리 절망해서는 안 된다.

"누구나 암 앞에서는 속수무책 아닙니까?"
또 하나의 잘못된 선입견 중에 하나가 바로 이런 생각이다. 물론 암이 다른 질병보다 강력한 것이 사실이다. 하지만 그것은 어디까지나 암이라는 질병의 성질을 말하는 것이지 모든 사람이, 예외 없이 암 앞에

무릎을 꿇어야 하는 것은 아니다.

실제로 암이 강력하긴 해도 전이되기 전까지는 시간이 필요하다. 또 전이가 시작되었다고 해서 모두 사망에 이르는 것도 아니다. 왜냐하면 우리 몸에는 질병이 퍼지는 현상을 막는 최후의 방어선이 있기 때문이다. 따라서 우리 몸에서 암이 발견된 후에 이러한 방어 능력을 강화하면 암을 극복할 수 있다.

"의사 선생님 말씀이 몇 개월 남지 않았다고 합니다."

의료진의 선고는 수많은 암 환자들의 희망을 꺾어놓고 그들이 좌절하게끔 하는 데 크게 한몫을 한다. 대부분의 암 환자들은 의사가 제시하는 몇 년, 몇 개월과 같은 숫자에 상당히 집착하고 그 말을 아무런 의심 없이 믿어버린다. 하지만 암 환자들은 의사들이 제시하는 숫자가 어디까지나 통계적인 수치와 의사로서의 경험을 바탕으로 한 '견해'일 뿐임을 알아야 한다. 그와 동시에 암을 극복하고 완치한 사람들이 분명히 존재한다는 사실을 인정해야 한다.

병원에서 가망이 없다는 말을 들었던 사람들 중에도 암을 이기고 건강한 삶을 사는 사람들이 있다. 흔히 이런 경우를 두고 '기적'이라고 한다. 드물긴 하지만 기적은 실제로 일어난다. 지금 이 순간에도 누군가에게 기적이 일어나고 있다는 사실을 잊지 말자. 그리고 환자 한 사람, 한 사람이 모두 기적의 주인공이 될 수 있다는 희망을 버리지 말자.

마지막으로 무력해하지 말자. 사람의 심리적인 상태와 면역력의 관계를 연구하는 '정신신경면역학'이라는 것이 있다. 이 학문에 의하면 우리의 몸은 마음가짐의 영향을 크게 받는다.

'이런다고 암이 나을까?'

'나는 암을 이길 수 없을 거야.'

이렇게 생각하는 사람들은 그 생각대로 암을 이기지 못한다. 연구 결과 절망적인 생각을 하는 환자들의 백혈구 속에 있는 NK세포[14]는 암을 제대로 공격하지 못하는 것으로 밝혀졌다. 반대로 투병 의지와 살고자 하는 욕망이 강한 사람의 NK세포는 활발하게 제 기능을 한다.

우리의 생각과 마음가짐이 얼마나 중요할까 싶겠지만 실상은 그렇지 않다. 우리의 생각이 세포 하나에도 영향을 미칠 수 있다. 왜냐하면 뇌는 감정의 영향을 받아 움직이기 때문이다. 따라서 암에 걸린 환자들은 '의료진의 기술이나 약의 효과에 의지할 뿐 환자가 무엇을 할 수 있겠는가?' 하는 잘못된 생각과 무력감을 하루 빨리 버려야 한다. 암을 낫게 하는 것은 의사나 치료제가 아니라 환자 자신이다.

암을 완치하기 위해서 환자는 의사보다 몇 배는 더 바쁘게 움직여야 한다. 몸을 예전처럼 건강한 상태로 돌리기 위해서 스스로가 해야 할 일이 너무나도 많다. 지금 당장 부정적인 생각들을 머리에서 지우기 바란다. 그리고 나 자신만이 스스로 암에서 벗어날 수 있는 사람이라고 믿자. 포기하기는 이르다. 남은 생과 자신의 생명이 걸린 일생일대의 문제가 아닌가!

---

14) Natural killer cell. 백혈구의 일종으로 '자연살해세포'라고 부른다. 골수에서 만들어져 암세포를 직접 파괴하는 면역 세포를 뜻한다.

## 2장

# 암을 알아야 정복할 수 있다

### ▶ 아는 만큼 보인다

한의학의 진찰법이 진맥診脈만 있다고 잘못 알고 있는 사람들이 많다. 한의학에서는 질병을 진단할 때 우리 몸 전체를 관찰한다. 인체의 모든 부분을 관찰해야 한의학적으로 질병을 파악할 수 있기 때문에 진맥만으로는 이를 파악하기란 사실상 불가능하다.

그래서 한의학에서는 크게 네 가지의 진찰법으로 환자의 상태를 파악한다. 이것을 '사진법四診法'이라고 한다. 환자가 걸린 병의 상태와 환자가 불편을 호소하는 사항, 환자에게서 나타나는 한의학적 증상들을 종합적으로 수집하는 사진법으로 질병을 정확하게 분석한다. 이런 사진법은 다음 단락에서 깊이 살펴보자.

사진법은 서양의학의 진단법과 뚜렷한 차이를 보인다. 서양의학에서는 환자가 아픔을 호소하면 그 부위만을 집중해서 살펴본다. 하지만 한의학에서는 환자의 전체적인 상태를 보면서 병을 판단하며 어떠한 그 병과 연관되는 모든 부분을 관찰한다. 왜냐하면 인체의 모든 조직, 기관, 장부는 서로 연관되어 있다고 보기 때문이다. 한의학적 생리기전을 보면 체내의 오장육부와 외부의 피부, 사지와 오관五官[15]은 제 각각이 아니라 서로 연관성을 갖고 연결되어 있음을 알 수 있다.

### 사진법四診法

● 첫째, 시진視診, 또는 망진望診

눈으로 환자의 전신, 국부 및 배출물 등을 관찰해서 건강과 질병을 이해하는 진단 방법이다. 망진에서 가장 중요시 하는 내용은 인체의 신神, 색色, 형形, 태態를 관찰해 체내의 변화를 알아내는 것이다. 사람의 몸은 건강한 상태에서는 신, 색, 형, 태가 정상적으로 표현되나 장기의 기혈과 음양이 변화되면 반드시 밖으로 드러나기 때문에 망진으로도 얼마든지 체내의 병을 알아차릴 수 있다.

그렇다면 망진으로 신, 색, 형, 태를 살펴본다는 것은 무엇일까? '신'은 즉, 정신, 의식 활동을 의미한다. 예를 들어서 우리가 자주 쓰는 말 중에 '실신失神한다'는 표현이 있는데 이를 한의학에서는 '신이 없다'라

---

15) 다섯 개의 감각 기관. 시각, 청각, 후각, 미각, 촉각을 일컫는다.

는 뜻으로 정기가 손상되고 쇠약해진 상태를 가리킨다. 실신은 눈빛이 어둡고 동공이 흐리멍덩하고 정신이 혼미하며 헛소리를 하고 안색이 윤기가 없고 호흡상태가 이상하고 여위는 상태로 나타난다. 그러므로 실신은 정기가 이미 상하고 병세가 중한 것을 말하며 예후가 좋지 않다는 것을 의미한다.

'색'은 피부의 빛깔과 광택의 변화를 보는 것이며, '형'은 형체를 가리키고, '태'는 동태(동작)를 의미한다. 그러므로 망진은 형체의 강약, 실한 것과 여윈 것, 움직일 때와 움직이지 않을 때의 자세 및 질병과 관계되는 자세의 변화를 관찰해서 진단하는 방법이다.

● 둘째, 문진<sup>聞診</sup>, 또는 청진<sup>聽診</sup>

냄새를 맡고 소리를 듣는 즉, 후각과 청각에 의해 판단하는 진찰법이다. 냄새를 맡는 것은 환자의 입, 분비물과 배설물 등에서 나는 이상한 냄새를 통해 질병을 감별하는 것을 말한다. 그리고 소리를 들어 판단한다는 것은 환자의 숨소리, 말소리, 기침과 딸꾹질, 트림 등의 소리의 이상 변화를 판단함을 일컫는다. 일반적으로 딸꾹질과 트림을 해도 대수롭지 않게 여기는 경우가 많은데 이 증상이 오래도록 지속되고 있으면 조기 위암의 전조 증상으로 나타나는 경우가 종종 있으므로 주의해야 한다.

● 셋째, 문진問診

 환자 또는 가족과의 묻고 답하는 대화를 통해 질병의 실체를 알아내는 진단법이다. 환자의 생활과 기호 환경을 비롯해 가장 중요한 자각 증상, 그 질병의 발생 상태 및 경과, 그리고 이제까지 지나온 환자의 상태 등을 통해 질병을 파악하는 중요한 진찰법이다.

 예를 들어서 두통을 앓는 환자가 있다고 하자. 두통은 여러 가지 질병에서 나타나는 증상이다. 그러므로 통증 부위에 따라서 질병을 구분 짓는데 가령 두통이 뒷목까지 미치는 것과 이마까지 미치는 것, 양측 두통, 정수리가 아픈 것으로 나눌 수 있다.

 또 두통이 오래 지속되어 심해지는 것은 허증에 속하고 이는 기혈이 허하여 머리에 영양을 주지 못하기 때문에 형성되는 것이다. 두통이 갑자기 발병하고 지속되는 시간이 짧으며 두통이 심한 것은 실증에 속한다. 뇌종양에서 오는 두통이 이와 유사하다.

 이렇게 환자들이 통증을 호소하는 것은 매우 주관적이기 때문에 병명을 알아내기가 쉽지 않다. 이럴 때 문진을 통해 많은 것을 알아내고 정리한 후 사진四診을 종합해서 진단을 내려야 한다.


● 넷째, 절진切診

 마지막으로 소개할 진찰법은 절진이다. 절진은 다시 맥진脈診과 안진按診, 두 가지로 나눈다. 맥진은 알려진 대로 맥을 보는 것이고, 안진은 환자의의 흉부, 복부, 피부, 손발, 및 기타 부위를 만져보며 눌러서 병의 상태를 파악하는 것이다.

한의학에서는 맥진을 매우 중요시하며 맥진을 정확하기 위해서는 많은 경험이 요구된다. 맥진으로 병을 알려면 손가락 끝으로 환자의 동맥부위를 눌러보고 맥상을 탐지해서 병세의 변화를 이해해야 한다. 가장 많이 쓰이는 방법 중의 하나지만 정확한 진단을 위해서는 사진을 모두 종합해서 활용하는 과정이 반드시 필요하다.

## ▶ 암은 왜 조기에 발견하기 어려운가?

건강을 오래도록 유지하는 가장 좋은 방법은 예방이다. 하지만 어쩔 수 없이 암에 걸렸다면 그 다음으로 중요한 것은 조기 발견이다. 많은 의사들이 암은 조기에 발견하는 것이 중요하다고 알린 탓에 이제 일반인들도 암의 조기 발견에 관심을 기울이고 있다.

하지만 암을 조기 발견하는 방법을 알고 있느냐는 질문을 하면 검진을 자주 받는 것이라는 답변 외에 다른 대답을 하는 사람을 찾아보기 힘들다. 그만큼 암을 조기에 발견하는 것이 중요하다고 생각은 하지만 조기 발견이 쉽지 않다는 뜻이다. 전문가들도 입을 모아서 암을 조기에 발견하는 것이 쉽지 않다고 말한다. 구체적인 이유를 살펴보면 다음과 같다.

● 드러나지 않는다

　암은 드러나는 곳이 아닌 깊숙한 곳에서 생긴다. 그래서 다른 병 때문에 검사나 진찰을 받다가 그제야 암을 발견하는 것이다. 심지어는 환자가 다른 원인으로 사망한 후에 몸속에서 암이 발견되기도 한다.

　게다가 암은 숨는 것을 좋아한다. 하지만 언제까지나 숨어 있는 것은 아니다. 마치 술래잡기를 할 때 술래가 갑자기 나타나 덮치는 것처럼 암은 때가 되면 갑자기 나타난다.

● 특별한 증상이 없다

　심지어 특별한 증상이랄 게 없다. 어디 한 군데가 아프기라도 하면 바로 병원을 찾을 텐데 암은 걸려도 두드러지는 증상이 나타나지 않는다. 바로 이 때문에 많은 사람들이 암을 미리 발견할 시기를 놓치는 것이다. 특히 초기에 별로 특이성이 없기 때문에 발견하기가 어렵다. 대장암이나 췌장암, 위암, 간암과 같이 소화기와 관련된 암은 증상이 나타나지 않는 암들의 대표. 초기에 나타나는 증상이라고 해봤자 식욕부진과 메스꺼움, 더부룩함, 소화불량 등인데 이는 암이 아니라도 자주 나타나는 증상이라 환자들이 별로 심각하게 생각하지 않는다.

● 구별이 어렵다

　다른 병들과 구별이 잘 안 되기도 한다. 예를 들어서 악성종양에서 나온 분비물, 독소가 순환기, 신경계, 내분비계로 흘러들어 류마티스나 대사 이상, 내분비 종합 증상을 일으킬 수 있다. 이런 경우에 자칫 잘못하면 암이 아니라 단순한 대사 이상, 류마티스 등으로 오진을 할 수도 있는 것이다. 환자들 중에는 의사가 암을 다른 병으로 오진해서 발견이 늦어졌다고 하는 경우가 많은데 이렇게 증상의 구별이 힘든 게 주된 이유다.

● **눈치 챌 수 없다**

초기 암은 걸려도 아프지 않다. 그 대표적인 예가 바로 간암이다. 간은 원래 침묵의 장기라고 해서 여간한 질병이 아니면 증상이 겉으로 드러나지 않는데 초기 간암 역시 통증을 느끼기가 쉽지 않다. 그러므로 만약에 간경화 증상이 있거나 간염을 앓은 경험이 있는 사람들의 경우에는 간암을 항상 염두에 두어야 한다. 이렇게 암에 걸려도 통증이 느껴지지 않는 이유는 암세포가 아직은 신경조직이나 골막조직까지 침범하지 않았기 때문이다. 그러나 통증을 느낄 수 없다가도 한 번 자리를 잡고 시간이 흐르면 무서운 속도로 자라는 것이 암이다.

● **위장한다**

암은 다른 병인 것처럼 위장해서 우리를 속인다. 다른 병인 것처럼 속여서 의심을 사지 않은 후에 암 조직을 키워나가는 것이다. 흔한 질병을 예로 들자면 염증이나 궤양이 그렇다. 초기 암은 우리 몸에 잘 생기는 염증이나 궤양 같은 모양으로 위장해서 조직의 깊은 곳까지 침범한다.

**조기에 암을 알아내는 방법**

암에 걸린 것을 조기에 알아내는 방법은 없을까? 아래에 열거하는 증상들 중에 몇 가지 의심되는 바가 있다면 암을 의심해보자. 조기에 암을 발견하기 위해서는 내 몸을 세밀하게 관찰하고 변화를 눈여겨 살피는 방법밖에 없다.

1) 특별한 이유도 없는데 피가 난 적이 있는가? 만약 다치지도 않았는데 코피가 나면 건강 상태를 의심하자. 단순히 피곤해서 그런 것이 아닐 수 있다. 이밖에 소변에 피가 섞여 나오거나 피를 토했을 때, 기침을 과하게 하고 가래에 피가 섞여 나와도 검사를 받아보자.

2) 감기에 걸린 것도 아닌데 기침이 계속되고 더군다나 기침은 하는데 가래는 없는 상황도 의심스럽다. 가슴에 통증이 있는 것도 건강에 적신호가 들어온 것으로 봐야 한다.

3) 암에 걸리면 갑자기 탈모가 심해지거나 피부에 통증이 있고 피부색이나 점의 색이 점점 진해질 수 있다. 갑자기 사마귀나 점이 많이 생기는 것도 의심해볼 만하다.

4) 상처가 잘 낫지 않는 현상도 문제가 있다. 시간이 오래 흘렀는데도

상처가 아물지 않거나 헐어서 생긴 상처가 몇 날 며칠씩 그대로일 때는 암을 의심해보자.

5) 오랫동안 과도하게 속이 불편한 적이 있는가? 속이 더부룩하고 불편한 게 지속되고 소화불량과 같은 증상이 오래 가면 암을 의심할 수 있다. 이밖에도 혈변을 보거나 검은 대변을 자주 보는 것도 위험하다.

6) 음식을 먹는 것이 즐겁지가 않고 식욕이 자꾸만 떨어지지 않는가? 이러한 증상이 계속되면 상복부가 아플 수 있고 음식을 먹는 것이 불쾌하게 느껴질 수도 있다.

7) 몸에서 덩어리가 만져지지 않는가? 아프지 않다고 해도 덩어리가 발견되면 우선 검사부터 받아봐야 한다.

# 3장 대한민국의 7대암

▶ 첫 번째, 위암

위에 생기는 악성 종양이 흔히 우리가 말하는 '위암'이다. 위의 악성 종양에는 근육육종, 간질성 종양 등을 비롯하여, 위 점막상피에서 생긴 종양 위선암과 점막하층에 생긴 악성 림프종이 있다. 일반적으로 우리가 위암이라고 하면 대부분 위선암이다.

위 점막세포가 암세포로 변화한 뒤 종양 덩어리가 되어 악성 궤양을 만드는 위선암은 위장의 안쪽을 둘러싸는 점막에서 발생하고 혹처럼 변하여 위벽을 뚫고 림프절로 이전하여 점점 커지게 된다.

위암 초기에는 림프절로의 전이 유무에 관계없이 점막이나 점막하층에 머물러 있다. 아직 진행이 되기 전이므로 위벽을 완벽히 뚫지 못했고 림프절 전이도 적기 때문에 적절히 치료하게 되면 90% 정도는 완치할 수 있다. 내시경 검사를 통해 이를 발견하는 사람들이 많다.

조기 위암에서 좀 더 발전한 형태가 진행 위암이다. 즉 점막하층을 지나 근육층을 뚫고 들어간 상태를 말한다. 이때는 위뿐만 아니라 위 주위의 림프절까지 퍼져 있기 때문에 간, 췌장, 비장 등 주변 장기로 많이 옮겨가기도 한다. 또한 폐나 뼈 등으로 전이될 수도 있다. 혹은 위벽을 뚫고 나와 복막에 퍼지는 경우도 있다.

### 위암은 왜 생기나?

다른 암에 비해 위암은 '이러면 위암이 생긴다' 등의 발생 원인이 뚜렷하게 없다. 다만 우리를 둘러싼 미세환경, 생활습관, 식이습관 등의 환경적인 요인과 유전에 의한 선천적인 요인으로 인해 발병하는 것이라 본다.

환경적 요인 중에는 헬리코박터균 감염이나 오래되거나 신선하지 않은 음식, 염분이 많은 음식 섭취 등이 포함된다. 또한 훈제식품이나 질산, 아질산염 가공식품이나 불에 태운 고기 등이 위암발생을 높인다. 선천적인 요인으로는 가족 중 누군가가 위암에 걸린 사람이 있다면, 일반 가족에 비해 2~3배 정도 많이 발생된다고 한다. 하지만 가족력이 있는 위암은 어떠한 유전인자의 영향보다는 헬리코박터균의 감염이나 가족끼리 비슷한 식습관을 공유했기 때문이라고 많은 사람들이 주장하고 있다.

**증상과 치료방법**

위암의 증상은 다양하게 나타난다. 증상이 전혀 없는 사람도 있고, 심각한 통증을 느끼는 사람도 있다. 또 어떤 특징적인 증상보다는 소화불량 정도로 인식되는 경우가 많다. 즉 체한 것처럼 상복부가 더부룩한 느낌을 받거나 아프면서 위염과 같은 증상을 보이는 게 대부분이다. 그래서 환자들이 더 눈치 채지 못한다. 그러므로 아무리 건강한 사람이더라도 장 노년층은 특히 소화기능 쪽에 이상한 낌새가 있다면 바로 검사를 받아야 한다. 위암이 진행되면 살이 빠지면서 쇠약해지고 의욕과 식욕도 사라진다.

위암에서 흔히 나타나는 증상인 구역질은 다른 질환이 일으키는 구역질과는 증상이 다르다. 다른 질환 때문에 구역질이 일어나면 치료 후에 없어지거나 그냥 두면 며칠 내 자연스럽게 사라진다. 하지만 위암 때문에 발생하는 구역질은 약을 먹어도 괜찮아지지 않고, 설사 괜찮아지더라도 며칠 뒤면 또 다시 재발하곤 한다.

음식물과 가장 밀접한 관계에 있는 위이기 때문에 이곳에 암이 발생하면 음식을 삼키는 데 어려움을 느낀다. 또한 먹고 나서도 구토 증상을 보인다. 이런 증상을 보일 때는 위의 입구 쪽에 암이 생겨서이다. 반면 위의 출구 쪽에 암이 생기면 음식물이 장으로 넘어가지 못하고 문제를 일으킨다. 따라서 위로 넘어간 음식물이 소화되지 못하고 고여 있기 때문에 계속해서 속이 더부룩하고 시간이 지나면 속에서 악취가 올라오기도 한다. 또한 구토도 일으킨다.

위암이 많이 진행된 경우에는 배에서 덩어리가 만져질 때도 있다. 위암으로 인해 몸속에 출혈이 생기기도 하는데, 따라서 흑색의 변을 보거나 피를 토하기도 한다. 출혈 때문에 빈혈이 생겨 얼굴이 창백해질 때도 있다.

위암 때문에 위에 구멍이 뚫릴 경우 심각한 복통으로 이어진다. 이러다 간을 비롯한 다른 장기로 전이되면 이로 인한 증상이 발생하고, 복막으로 전이될 경우에는 복수가 고이게 된다. 문제는 이런 증상들이 모두 나타나는 사람이 있는가 하면 말기가 될 때까지 어떠한 증상도 나타나지 않는 사람도 있다.

사실 위암은 증상만으로는 조기에 찾아내기 어렵다. 그러므로 증상이 있고 없고를 떠나서 위 내시경을 주기적으로 해야 한다. 특히 우리나라와 같이 위암 발생이 많은 국가에서는 40세가 넘으면 소화기 관련 증상이 없더라도 1~2년에 한 번씩은 내시경 검사를 받는 것이 안전하다. 특히 평소에도 소화기능에 불편함을 느꼈거나 가족 중 위암 환자가 있을 때는 더욱 정기적인 내시경 검사가 필요하다.

위 주변 림프절로 미처 전이가 안 된 암은 내시경으로 치료할 수 있다. 보통 위장 주위의 국소 림프절로 전이되기 때문에 수술을 하는 것이 가장 보편적인 치료 방법이다. 이밖에도 위암의 치료를 위해서 항암 화학 요법[16]과 방사선 치료 요법을 많이 한다. 방사선 요법은 치료를 받는 사람마다 차이가 있으며 한 번 치료를 받은 후 그 다음 치료를 받는 시기도 다르다. 또한 부작용 역시 다르게 나타나므로 부작용을 최소화할 수 있는 방법으로 치료받도록 해야 한다.

### 한의학에서의 위암

『동의보감』에서 위암은 원기 손상으로 혈액과 진액이 줄어들어 위 부위가 마르기 때문에 발생한다고 본다. 위암에 걸린 환자는 물을 마실 수는 있으나 음식은 넘기기 어렵고 간혹 넘긴다고 해도 많이 넘기지 못하는데 이것을 한의학에서는 '열膈'이라고 한다. 즉 먹고 마실 때, 기氣가 막혀서 음식이 내려가지 않는 현상을 의미한다. 그런데 음식을 넘긴다고 해도 다 내려가지 못하고 한참 있다가 토하는 경우에는 '격膈'이라고 표현하며 '반위反胃'라고도 부른다.

『동의보감』에서는 "열이란 지나치게 정신을 쓰고 생각이 많아 생기는 병이기 때문에 정신을 수양해야 치료할 수 있다."라고 하여 마음의 안정을 갖는 것의 중요성에 대해서 이야기한다.

위암은 대체로 혈이 허하여 생기는 것, 기가 허하여 생기는 것, 담으로 생기는 것, 열로 생기는 것이 있다. 이 모두 신체 신진대사의 부족으로 생기는 증상들이며 대변이 정상적이지 않은 위암의 경우, 대변을 원활하게 보게 되면 토하던 것과 딸꾹질이 많이 좋아진다.

암에 대한 한의학적 치료의 목표는 전체적인 항암 치료의 효과를 높

---

16) 위암에는 항암제로 5-FU, 시스플라틴, 독소루비신, 마이토마이신 등의 항암제를 많이 사용하고 있고, 최근에는 새로 개발된 파크리탁셀(Paclitaxel), 도시탁셀(Docetaxel), 이리노테칸(Irinotecan), 카페시타빈(Capecitabine), 옥살리플라틴(Oxaliplatin) 등도 위암에 효과적인 것으로 보고되고 있다

이면서 항암 과정 중에 나타나는 부작용을 줄이는 것이다. 더 나아가 증상을 개선하고 환자의 삶의 질을 향상시키면서 생존 기간을 연장하는 것에도 목표가 있다.

특히 위 절제술을 한 환자는 여러 가지 수술 후유증으로 고생을 하게 되는데, 이것은 수술로 인한 음식 섭취량 감소 및 영양소 흡수 장애 때문이다. 이 경우 기혈을 보하면서, 면역을 증진시키는 한약 처방으로 치료하면 증상을 개선할 뿐만 아니라 NK세포의 활성화를 돕고 영양 지수 및 무기질 지수를 높일 수 있다.

중기와 말기 위암의 경우 항암 요법과 한방 치료를 병행하면 생존 기간을 연장할 수 있음은 물론이고 항암 치료로 인한 부작용도 감소할 수 있다. 또 재발과 전이 방지, 환자의 고통감소, 생존율과 삶의 질 향상 등과 같은 효과를 기대할 수 있고 인체의 전반적인 면역 기능도 향상시킬 수 있다.

### 안 될 거라던 편견을 뿌리치고 암을 이겨내다

김○○ 환자의 경우 2008년 7월, 건강 검진에서 내시경 검사 결과, 위암을 발견했다. 종양의 위치가 나빠 위 절제술을 권유받았으나 수술을 거부했다. 내원 당시에는 소화도 안 되고 식욕도 없었으며 심각한 피로를 느끼고 있어서 고통스러워했고 위를 절제해야 할지도 모른다는 불안감으로 스트레스를 많이 받았다. 그러나 꾸준히 한의학 치료를 받은 뒤 식욕이 상승하고 피로감이 해소되어 종양의 상태가 많이 개선되었다. 후에 내시경을 통한 위 절제수술을 받아 종양 부위 4.5센티미터를 제거했다. 수술을 받고 4개월 후 내시경 및 조직 검사 결과 정상이라는 판단을 받았다.

'나이가 들어서 그런가? 몸이 예전 같지 않네. 건강 검진이라도 받아볼까?'

나는 몇 달째 소화가 잘 되지 않아서 건강검진을 받으러 갔다. 검사를 마치고 결과를 들어야 하는 날, 예상치 못하게 큰 병원으로 가보라는 말을 들었다. 나는 그 말에 크게 의미를 두지 않았다.

'에이~ 별 일 아니겠지?'

그런데 삼성병원에서 정밀검사를 받아보니 위암 2기였고 종양의 위치가 나빠서 위의 상당 부분을 절제해야 한다는 말을 들었다.

나는 식욕이 왕성하고 체격이 큰 편이다. 키가 176센티미터이고 몸무게는 90킬로그램 가량 되니 말이다. 나는 이렇게 큰 덩치를 유지하기 위해서 많이 먹어야 했다. 사람들을 만나고 접대하는 일을 하는 직업이라 공교롭게도 그런 자리는 참 많았다. 그랬던 나에게 위 절제술은 청천벽력과 같은 소리였다.

만약 위 절제술을 받는다면 후유증이 클 것이고 수술 후에는 식이 요법으로 먹는 것을 관리해야 하므로 지금까지 누리며 살았던 것을 모두 포기해야 하는 셈이었다. 그렇게 생각하자 굉장한 스트레스가 몰려오기 시작했다. 아무리 생각해봐도 위를 절제하는 수술은 적절한 치료방법이 아닌 것 같았다. 그래서 나는 수술을 하지 않고 암을 치료하는 방법을 찾아 나섰다. 그러면서 암을 치료하는 방법이 내가 생각했던 것보다 훨씬 다양하다는 것을 알게 되었다. 그 다양한 방법 중 하나가 바로 면역 치료였다. 그런데 내가 면역 치료를 시작하자 주변 사람들은 나를 말리기 시작했다.

"수술이 제일 확실한 방법이야. 수술을 받아야지, 이 사람아!"

"면역 치료라니, 그게 뭔가? 그걸 믿고 수술을 안 한다니 말이 돼?"

암에 걸렸다는 사실보다 주변 사람들의 편견과 끈질긴 권유가 나를 더욱 힘들게 했다. 그러나 나는 고집을 피우며 수술을 받지 않았다. 수술을 하지 않고도 암을 치료할 수 있다는 신념을 가졌다. 그리고 그 신념이 흔들리지 않기 위해 치료를 더욱 열심히 받았다.

2개월간 꾸준히 약침 치료를 받은 뒤 내시경 검사를 해보니 종양의 크기가 많이 줄어 있었다. 그래서 내시경 시술만으로도 종양 제거가 가능하다는 이야기를 듣게 되었다. 결국 나는 위를 절제하지 않고 내시경 수술로 위암을 치료했다. 이렇게 된 것이 나에게는 얼마나 커다란 축복인지 다른 사람들은 모를 것이다.

현재 나는 꾸준하게 치료를 받고 있고 정기적인 검사 결과 모두 정상으로 잘 유지되고 있다. 암을 이겨낸 후로는 매사에 항상 감사한 마음이 든다. 또한 긍정적으로 생각하는 습관이 들었다. 물론 예전의 식습관을 버리고 새로운 식습관에 적응해야 하는 어려움도 있고, 적당한 운동을 병행해야 하지만 이조차도 즐겁다. 나의 삶이 바뀌었다.

# 두 번째, 간암

간세포에서 출발한 악성 종양을 '간암'이라 한다. 담관암처럼 간에 생기는 모든 종류의 악성 종양을 포함하여 다른 장기에서 전이되어 간으로 넘어온 암 역시 간암으로 분류한다.

### 간암은 왜 생기나?

간암 환자의 80~90% 가량이 B형 간염[17] 또는 C형 간염[18] 바이러스에 의한 간질환을 가지고 있으며 이들 중 70% 이상이 간경변증을 가지고 있다. B형 간염 바이러스를 가지고 있는 경우 간암의 위험도가 100~200배 증가하고, C형 간염 바이러스는 10배 이상 증가한다. 나머지 10% 정도의 환자들은 과도한 음주에 의한 알콜성 간경변증[19]을 가지고 있는 경우가 있다.

간암은 대부분 만성 간염이나 간경변증과 같은 만성 간질환을 앓고 있는 환자에게서 발생한다. 즉 간경변증으로 간세포의 파괴와 재생이 이루어지면서 암세포가 발생하는 것으로 본다. 따라서 간에 어떠한 질환도 없는 사람들에게는 거의 간암이 발병하지 않는다.

---

17) B형 간염 바이러스(hepatitis B virus, HBV)에 감염되어 간에 염증이 생기는 질환
18) C형 간염 바이러스(hepatitis C virus, HCV)에 감염되어 간에 염증이 생기는 질환
19) 간경변증은 만성적인 염증으로 인해 정상적인 간 조직이 섬유화 조직으로 바뀌어 간의 기능이 저하되는 것을 의미한다.

### 증상과 치료방법

간암의 초기에는 거의 증상이 없다. 또한 서서히 발생되는 특징이 있고, 뚜렷한 증상이 나타나면 이미 간암이 많이 진행된 것이 대부분이다. 간이 있는 오른쪽 윗배에 덩어리가 만져지기도 하고, 간암이 빠르게 커질 때는 같은 부위에 통증이 발생할 수도 있다. 황달 증상이 나타날 때도 있다.

간암의 주요 증상들은 간경변 증상과 비슷하여 복부팽만감을 느끼거나 복통, 식욕부진, 피로감 등 특이한 증상들이 나타나지 않는다. 일반적인 증상으로 착각할 수 있는 것이 극도의 피로감인데 만성 간질환 환자인데 유달리 피로를 많이 느낀다면 검사를 받는 것이 좋다. 평소 스트레스와 과로로 인한 피로감이 상당히 누적되어 있다면 빠른 시간 안에 풀어주어야 한다. 스트레스와 과로는 면역력 향상에 도움이 되지 않기 때문이다.

복통은 대개 심하지 않은 통증이다. 만약 만성 간질환 환자인데 복부를 기준으로 우측 위에서 통증이 느껴지거나 갑자기 복수가 생긴 경우, 혹은 황달이 생겼다면 간암을 의심해야 한다. 또한, 스스로 자신의 몸에서 덩어리가 만져지는 경우 진행된 간암을 의심해야 한다.

간의 기능이나 환자의 몸 상태를 고려했을 때 치료가 가능하다고 판단되면 간 절제술을 하거나 간 이식을 할 수 있다. 고주파 열 치료나 에탄올 주입술 등을 통해서 완치할 수도 있다. 그러나 진행된 간암의 경우에는 흔히 색전술이라고 부르는 경동맥화학색전술이나 방사선 치료, 항암화학 요법 등으로 치료를 한다.

간암 치료의 부작용으로는 간암 환자는 상당수가 간 기능이 저하되어 수술 후나 치료 후에 간이 회복하지 못하고 기능이 더욱 저하될 수도 있다. 실제로 간 절제술 후에 사망하는 주된 이유가 간의 기능 저하, 출혈, 패혈증 등이 있는데 이 중에 간 기능 저하로 인한 사망이 가장 많다.

### 한의학에서의 간암

『동의보감』에서는 간암을 창만脹滿, 황달黃疸 등의 용어를 언급하며 증상과 원인, 치료법을 설명하고 있다. 창만은 복부에 그득함 또는 팽만감을 느끼거나 복수가 차는 등의 증상이다. 『동의보감』에서는 이 창만을 세부적으로 한창, 열창, 곡창, 수창, 기창, 혈창, 고창 등으로 나누어 증상별로 원인을 분석했으며 침구 치료나 한약 치료로 창만을 다스리는 법을 소개해놓았다. 간암으로 인한 황달은 체내 습열을 제거하는 치료를 기본으로 한다.

사실 간암은 초기 증상이 명확하지 않고 발전 속도가 빨라서 발견했을 시에는 이미 대부분이 말기이며 간 내외로 전이가 이루어진 경우가 많다. 말기 간암 환자는 한방 치료를 통해서 면역력을 키우고 방사선이나 항암 치료의 부작용을 줄여 회복시간을 단축시킬 수 있다.

간암의 한의학적 치료 방법은 적용 범위가 넓고 독성 부작용이 적어서 생존율과 삶의 질, 두 가지 모두를 고려하면서도 종양의 성장 속도를 늦추는 것이 장점이다. 특히 수술이나 항암 방사선 요법을 할 수 없는 말기 환자의 경우 단독 한방 치료나 혹은 한방과 양방의 통합 치료로도 효과를 볼 수 있다. 이는 임상실험의 결과로도 입증되었는데 한방과 양방의 병행 치료는 종양 치료 후 재발을 일으키는 종양의 찌꺼기를 제거하는 효과를 거두었다. 그뿐만 아니라 세포의 면역 기능을 강화시키는 효과도 있다. 덕분에 증상과 통증이 줄어들어 자연스럽게 삶의 질이 개선됐으며, 생존 기간이 연장되는 효과가 있었다. 그리고 특별한 부작용도 발견되지 않았다.

### 면역 치료가 내게 새로운 삶을 주었다

박○○ 환자는 병원에서 간 이식을 권유받고 복수가 많이 차서 일주일에 한 번씩 복수천자를 받았다. 게다가 하지부종과 전신 황달 증상이 나타났는데 면역 치료 후의 CT 판독 결과, 종양이 2.5센티미터에서 2.1센티미터로 줄어들었고 복수와 하지부종, 황달 증상이 사라졌다.

> 나는 2001년에 C형 간염 보균자라고 해서 간경화 진단을 받았다. 그저 '뭔가 있는 게 아닐까?' 막연하게 생각했는데 식도정맥류에서 출혈이 시작됐다. 그 일을 계기로 병원에서 정기적인 검사와 치료를 하던 중, 2009년 11월 9일 병원으로부터 간암 진단을 받았다. 병원에서는 간 이식 수술을 권유했지만 두렵고 막막했다.

병원에서는 간 이식 수술 전에 종양의 사이즈를 조금이라도 줄여보자고 색전술과 고주파 시술을 권해주었다. 하지만 그때 이미 복수, 하지부종, 황달, 비장비대 증상을 보였다. 복수로 인해서 복부 팽만감이 심해 식사도 제대로 못하는 상태였다. 기력이 딸리고 디스크로 인한 허리 통증에 탈모 증상까지 겹쳐 하루하루가 고통스러웠다.

어느 날, 이대로 당하고만 있을 수 없다는 오기가 생겼다. 나는 가능한 치료 방법을 모조리 찾아봤다. 그러던 중에 면역 치료에 대해서 알게 됐고 며칠 뒤 처음으로 한의원에 내원해서 면역 치료를 받았다. 면역 치료를 받은 한동안은 몸이 크게 달라지는 것 같지 않았다. 복수로 인한 복부 팽만감은 여전했고, 밥을 제대로 못 먹는 일도 지속되었다. 게다가 전신 황달, 다리부종 때문에 잠도 오지 않았다.

'그래도 견뎌야 돼. 참고 견디면 괜찮아질 거야.'

나는 자포자기하지 않도록 주문을 외우다시피 했다. 한 번도 거르지 않고 꾸준히 치료를 받았다. 그렇게 12월 중순에 접어들자 사라졌던 입맛이 다시 생기고, 복수로 인한 불편함도 조금씩 줄어들면서 다리 붓기도 빠지기 시작했다.

전체적으로 컨디션이 회복되면서 내 몸이 좋아지고 있다는 것을 느꼈다. 가족들의 기쁨도 컸다. 이제는 치료를 받으러 혼자 다니기 시작했다. 이듬해 1월 28일 CT 판독 결과 2.5센티미터였던 종양이 2.1센티미터로 줄어들었고 하지부종은 모두 없어졌다. 복수 또한 줄어들었고 혈액검사 결과 간기능 수치, 알부민 수치, 빈혈 모두 정상이었다.

면역 치료가 아니었다면 지금쯤 나는 어떻게 되었을까?

## ▶ 세 번째, 폐암

폐암의 대부분이 기관지에서 기원하는데, 우리가 흔히 말하는 폐암은 중심부와 주변부로 나누어 2가지 형태로 생각해볼 수 있다.

폐암의 1/3이 주변부에서 발생한다. 주변부에 발생한 폐암은 1센티미터 크기에 이르면 결절이 보이는 등 대개 흉부 X-ray 사진에 나타난다. 병원에서는 이 X-ray 사진을 보관하면서 결절이 커가는지 아닌지 확인한다. 물론 우리나라는 아직 폐결핵이 만연하기 때문에 결핵에 의한 결절이 많아 무심코 지나칠 수 있다. 하지만 평소 자신의 흡연 상태나 가족력 등으로 봤을 때 위험군에 속한다고 판단이 되면 조직검사를 받아봐야 한다. 왜냐하면 폐암이 자라나는 양상은 매우 다양하기 때문이다.

반면 중심부에 생기는 폐암은 기관지 내부에서 자라기 때문에 주변부 폐암과는 다른 모습이다. 기관지 내부에서 자라 커진 다음, 기관지를 폐색하거나 주변부로 파고들어서 증상을 일으킬 때까지 X-ray 사진에서는 잘 발견되지 않기 때문이다.

### 폐암은 왜 생기나?

폐암의 약 85%가 흡연에 의한 것으로 보고되는 것만큼 흡연은 폐암의 원인이 된다. 일반적으로 흡연은 폐암의 발생 위험을 13배나 증가시키며 장기간 간접 흡연을 했을 때는 발생 위험이 1.5배 증가된다. 흡연을 한 양이나 기간도 폐암에 걸릴 확률과 관련이 있다. 매일 한 갑의 담배를 40년간 피워 온 사람이라면 담배를 전혀 피우지 않은 사람에 비하여 폐암에 걸릴 확률이 20배에 달한다는 연구가 있기 때문이다. 또한 20년간 두 갑을 피워 온 남자라면 폐암으로 사망할 확률이 60~70배가 증가한다는 연구도 있다. 그러나 이렇게 폐암이 걸릴 위험이 높았던 흡연자들도 금연을 하면 향후에 폐암에 걸릴 위험도 금연 후 15년간 꾸준하게 감소한다. 즉 15년간 금연한 사람이 폐암에 걸릴 위험은 비흡연자의 2배 정도로 떨어진다. 하지만 아무리 금연을 했더라도 비흡연자와 같은 수준으로 떨어지지는 않는다. 참고해야 할 사항은 같은 양과 같은 시간 흡연을 하였더라도 남자보다 여자가 폐암 발생 확률이 1.5배 정도 높다는 사실이다.

그렇다면 흡연을 하지 않으면 폐암에 걸리지 않을까? 반드시 그렇지는 않다. 폐암의 약 15%는 담배를 피운 적이 없는 사람들에게서 발생한다. 그리고 이들 대부분이 여성이다.

폐암을 일으키는 원인은 흡연이나 간접흡연 외에도 여러 가지 요소들이 있다. 석면이나 라돈, 비소, 카드뮴, 니켈 등의 금속류나, 이온화를 하는 방사선, 다환 방향족 탄화수소 polycyclic aromatic hydrocarbons, 폐 섬유증 pulmonary fibrosis, 방사선 치료, HIV 감염 등이 폐암을 일으키는 요인이 된다고 보고된다.

**증상과 치료방법**

　폐암의 증상이 겉으로 나타났다고 하면 그때는 이미 암이 상당히 진행된 것이다. 다시 말해 폐암이 진행된 후에 증상이 겉으로 드러나며, 곧 심각하게 진행되기 전까지는 증상을 느낄 수 없다는 의미도 된다. 그래서인지 우리나라 폐암 환자들의 5~15%가 아무런 증상을 느끼지 못한 상태에서 폐암 진단을 받는다. 하지만 대부분은 증상이 나타난 뒤에야 폐암 진단을 받는다. 이는 폐암이 많이 진행된 이후에 자신이 폐암에 걸렸다는 사실을 알게 된다는 말이기도 하다.

　대부분의 폐암 환자들에게 공통적으로 드러나는 증상이 있는데 바로 기침, 객혈, 흉통(가슴 통증), 호흡곤란이다. 폐암 진단을 받을 당시에 기침은 폐암 환자의 50~75%, 객혈은 25~50%, 흉통은 약 20%, 호흡곤란은 약 25%에서 나타난다.

　폐암이 생긴 부위에 따라 특별한 증상이 나타나기도 하는데 암세포 덩어리가 식도를 압박하면 음식물을 삼키기 어려울 수 있다. 만약 암세포 덩어리가 목소리를 내는 신경에 침범하는 경우 쉰 목소리를 내기도 한다. 또한 폐의 꼭대기 부위에 암세포 덩어리가 위치하면 어깨와 팔의 안쪽 부위에 통증이 뻗칠 수도 있다. 특히 기관지 폐포암은 호흡곤란과 더불어 가래가 생기기 때문에 폐렴으로 오인되기도 한다.

　그리고 폐암이 상대정맥을 압박하면서 혈액순환 장애를 일으키기도 한다. 이렇게 되면 머리와 팔이 심하게 붓고, 호흡곤란이 생기며 가슴에 정맥이 돌출되기도 한다.

만약 폐암이 뼈에 전이되는 경우에는 뼈에 심한 통증이 유발될 수 있고 별다른 외상 없이도 뼈가 부러진다. 뇌 역시 폐암이 전이되기 쉬운 곳으로 머리가 아프고 구역질이 나기도 하며 드물게는 간질을 유발하기도 한다.

폐암은 암세포의 크기와 형태에 따라 소세포 폐암과 비소세포 폐암으로 구분되기도 하는데 비소세포 폐암은 비교적 서서히 진행하므로 조기에 발견했을 때는 절제술로 치료를 할 수 있다. 반면 소세포 폐암은 빨리 자라고 전신으로 퍼져 나가는 암이므로 대개 수술이 불가능하다. 따라서 항암화학 요법이나 방사선 치료 및 표적 치료제를 사용한다. 이밖에도 기관지 내시경으로 치료를 하기도 한다.

### 한의학에서의 폐암

『동의보감』에서는 폐암과 유사한 병으로 폐위肺痿, 폐적肺積 및 폐옹肺癰을 언급하고 있다. 폐위는 기침이 나고 가래에 피가 섞여 나오는 경우를 말한다. 이 증상이 심해져 가슴에 통증이 생기면 폐옹이 된다. 폐적은 '식분息奔'이라고도 부르는데 기침과 함께 숨이 차는 증상이 심하게 나타난다. 또 얼굴빛이 하얗게 되고 오싹오싹 춥다가 열이 나기도 한다. 폐적 역시 증상이 심해지면 폐옹이 될 수 있다. 폐위, 폐적 모두 적절한 시기에 치료를 받으면서 섭생攝生을 잘하면 점차 회복할 수 있다. 그러나 시기를 놓쳐 폐옹으로 발전하면 치료가 까다로워진다. 폐옹이 되면 기침이 나고 숨이 차며 숨결이 거칠어지면서 가슴 속이 그득하니 답답하며 때때로 피고름을 뱉는다고 한다. 폐옹은 오늘날의 말기 폐암의 증상과 유사하다.

따라서 한의학에서는 폐암을 치료하기 위해 담음痰飮을 제거하고 손상된 폐기肺氣를 보강하여 숨이 차거나 기침을 심하게 하는 증상을 개선시키는 방법을 권한다. 그 방법을 자세하게 살펴보면 자음청폐滋陰淸肺, 온양익기溫陽益氣, 활혈화어活血化瘀 등이 있다.

자음청폐는 폐의 음을 보충해 담을 없애는 것이며, 온양익기는 따뜻한 기운을 돋우어 순환을 돕는 것을 말하고, 활혈화어는 어혈을 없애주는 것을 뜻한다. 이 세 가지는 한의학에서 사용하는 기본적인 폐암 치료법으로 폐의 적절한 기능 유지를 도와준다.

특히 일부 말기 환자에게는 한약을 위주로 치료하는 것이 더 만족스러운 효과를 줄 수 있다. 폐암은 말기로 갈수록 한의학에서 말하는 폐음허肺陰虛의 상태가 된다. 폐음허의 증상은 마른기침이 나면서 숨이 차고 가래가 목에 달라붙어서 배출이 안 된다. 또 입이 마르면서 오후에 열이 나기도 하고 가래에 혈액이 약간 섞여 나오기도 한다. 이럴 때는 폐음허를 개선시키는 처방을 쓴다.

### 건강한 엄마를 돌려줘서 정말 고맙습니다

김○○ 환자는 병원에서 '수술 불가', '치료 불가' 판정을 받고 한의원으로 찾아왔다. 항암 치료의 부작용으로 뇌경색이 발생했고 혼자 힘으로는 걸을 수 없었다. 또 폐렴과 전신 부종을 겪었으며 호흡 곤란으로 인해서 산소 호흡기를 착용하기도 했다.

   면역 치료를 받은 후에는 통증이 줄어들어 진통제의 사용량을 대폭 줄였고 가래, 기침으로 인한 호흡곤란 현상이 사라져 산소호흡기 착용도 중단했다. 또한 전신 부종 증상도 사라지고 식사량이 많이 늘어 체력이 좋아졌다.

---

지난 3월, 법정스님의 입적 소식을 접했다.

'공기 맑은 산사에서 사찰 음식만 먹으면서 평화롭게 살아온 법정스님이 돌아가시다니!'

폐암 치료가 어렵다는 이야기는 들었지만 이 정도일 줄은 몰랐다. 나는 다른 가족들이 볼까봐 화장실에 들어가서 숨죽여 흐느꼈다. 엄마도 법정스님처럼 훌쩍 떠날까봐 무섭고 불안했다.

엄마는 4년 전 폐암 판정을 받았다. 병원에 갔을 때는 이미 임파선까지 암이 전이된 상태라고 했다. 엄마는 수술도, 치료도 할 수 없는 말기 암 환자였다. 나는 차마 엄마에게 이 사실을 알리지 못했다.

하지만 엄마의 암 선고로 인한 고통보다 더 끔찍한 일이 우리를 기다리고 있었다. 바로 항암 치료를 하는 엄마를 지켜보는 일이었다. 엄마는 독한 항암 치료의 부작용으로 매일 토하고 아무것도 먹지 못했다. 치료를 받고 집으로 돌아와 누워 있는 엄마를 보면 꼭 오래 전에 시들어버린 식물 같았다. 가래가 턱까지 차올랐고 기침이 심해서 숨을 쉬는 것마저 불안하기 짝이 없었다. 그래서 가끔은 산소 호흡기에 의지해야만 했다.

'제발 엄마의 고통을 제게 나누어주세요. 저의 생기를 엄마에게 드릴 수 없을까요?'

혈색이라고는 찾아볼 수 없는 엄마를 보며 할 수 있는 건 기도뿐이었다. 항암 치료는 치료받는 사람도, 지켜보는 사람도 모두 힘든 시간을 보내게 하였다.

"앞으로 길어야 2개월입니다. 마음의 준비를 하세요."

그토록 힘든 시간을 견뎠지만 우리에게 돌아온 것은 잔인한 사형선고였다. 엄마와 이렇게 이별을 해야 한다니! 받아들일 수가 없었다. 엄마를 보내더라도 이런 상태에서, 이렇게 힘들어하는 모습 속에서 보낼 수는 없다는 생각이 들었다.

그때부터 나는 말기 암에 좋다는 것을 백방으로 알아봤다. 어느 날 텔레비전을 보는데 한의원에서도 항암 치료를 할 수 있다는 이야기를 접했다. 말기 암 환자들이 암을 고쳤다는 이야기를 들으니 눈이 번쩍 뜨였다. 저곳에 희망이 있지 않을까 생각했다.

한의원을 다니며 면역 치료를 시작한 엄마는 그 후로 매일 면역 약침을 맞고 면역단을 복용하고 뜸을 떴다. 엄마의 배 위에서 끓어오르는 쑥뜸을 보면서 엄마가 건강하게, 오래 살 수 있게 해달라고 속으로 빌고 또 빌었다. 이런 간절한 나의 마음이 통했던 것일까? 엄마는 차츰 기력을 되찾았다. 조금씩이지만 밥을 드실 수 있었고 가끔은 나를 보며 생긋 웃어주기도 했다. 시간이 더 지난 후에는 휠체어에서 내려

걸어 다니기도 했다.

면역 치료를 시작한 지 3개월, 병원에서 엑스레이를 찍었는데 놀라운 결과가 나왔다. 임파선에 전이되었던 암이 없어졌고 상태가 많이 좋아졌다는 소식이었다. 남은 시간이 고작 2개월이라던 엄마의 삶에 3개월 만에 희망이 생긴 것이다. 안도감과 기쁨에 가족 모두가 부둥켜안고 엉엉 울었던 그때를 어찌 잊을 수 있을까!

요즘 엄마는 가래가 없어져 한층 부드러워진 목소리로 나와 이야기를 나누며 약침을 맞으러 간다. 이렇게 소소하고 작은 일상을 엄마와 함께 할 수 있다니 모든 것에 고마움을 느낀다.

# ▶ 네 번째, 대장암

대장암이란 대장에 생긴 암세포로 이루어진 악성 종양이다. 우리 입을 통해 들어간 음식물은 식도, 위, 소장, 대장을 거쳐 대변으로 배설된다. 이때의 식도, 위, 소장, 대장이 우리 몸의 소화기관이다. 특히 대장은 소화기관의 마지막 부위이며 수분 및 전해질의 흡수를 담당하는 기관이다.

대장은 크게 결장과 직장으로 구분된다. 결장은 다시 맹장, 상행결장, 횡행결장, 하행결장 그리고 S결장으로 나누어지고, 어떤 위치에 암이 발생했는가에 따라 결장암, 직장암 등을 지칭한다. 그리고 이를 통칭하여 대장암 혹은 결장 직장암이라고 한다.

대략적인 대장의 각 부위별 암 발생률은 맹장과 상행결장 25%, 횡행결장 15%, 하행결장 5%, S결장 25%, 직장-S결장 접합부 10%, 직장 20% 정도로 알려져 있다.

### 대장암, 왜 생기나?

대장암은 식생활의 서구화 등 환경적 요인의 변화와 함께 최근 우리나라에서 급속히 증가하고 있는 암 중 하나다. 연구에 따르면, 이민 등으로 거주 지역이 변하면 유전적 차이에 상관없이도 지역적인 특성에 따라서 대장암의 발생률이 달라진다고 한다. 특히 열량 높은 음식이나 동물성 지방을 과도하게 섭취하고, 섬유소 섭취가 부족하면 대장암에 걸리기 쉽다. 또 비만과 대장암도 관련이 있는 것으로 알려져 있다. 요즘에는 특히나 연령대가 점점 낮아지고 있다. 따라서 대장 내시경 등 조기 진단을 위한 검사가 필요하다.

### 증상과 치료방법

초기 대장암의 경우에는 아무런 증상도 나타나지 않는다. 비록 증상은 없지만 눈에 띄지 않는 장출혈로 인해서 빈혈이 생길 수 있다. 배가 아프거나 설사, 변비가 생기는 등 배변 습관의 변화가 나타나기도 한다. 또한, 항문에서 피가 나오는 직장 출혈의 증세가 나타나기도 하며 대장암의 경우 밝은 선홍색이나 검은색 피가 나온다. 대장암이 많이 진행되면 배에서 평소에 만져지지 않던 덩어리가 만져지기도 한다.

가장 주의가 필요한 건 배변 습관의 변화, 혈변, 동통 및 빈혈이다. 특히 40세 이상의 성인에게 갑자기 이와 같은 증상이 나타나면 철저하게 검사를 받을 필요가 있다.

대장암의 증상은 암의 발생 부위나 암의 진행 정도에 따라 달라진다. 우측 대장의 내용물은 변에 수분이 많이 포함되어 있어 액체 상태로 존재하기 때문에 암의 크기가 충분히 클 때까지는 장이 막히는 경우가 드물다. 따라서 배변습관의 변화가 잘 생기지 않고 증상이 거의 없다. 있더라도 변비보다는 설사를 동반하는 경우가 많다. 그런데 횡행결장과 좌측 대장으로 갈수록 변이 농축되고 대장 지름이 좁아지므로 좌측 대장암인 경우 변비와 통증을 동반하는 경우가 많다. 변에 피가 섞여 나오는 혈변도 우측 대장암보다 좌측 대장에서 흔하게 볼 수 있다. 가끔 설사를 하기도 하나 다시 변비로 바뀌는 등 대변습관의 변화가 나타난다.

대장암에 걸린 사람들은 대부분 체중이 감소하고 빈혈 등의 증상으로 피로하며 몸이 약해졌다는 느낌이 든다. 복부팽만이 있거나 진행된 경우 우측 아랫배에 혹이 만져지기도 하지만 변에 피가 관찰되거나 분비물이 섞인 점액변을 보는 경우는 드물다.

대장암은 종양의 크기가 아니라 조직 침투 정도에 따라 치료 방법을 결정한다. 내시경으로 인한 대장 절제술, 외과수술로 인한 절제, 항암 치료, 방사선 치료 등의 방법으로 대장암을 치료한다.

### 한의학에서의 대장암

한의학에서는 장에 생긴 비정상적인 경결[20]을 장옹腸癰이라고 하고 주로 습열濕熱에 의해 나타난다고 보고 있다. 습열은 여섯 가지 나쁜 기운인 육음六淫[21] 중의 하나로 고량후미膏粱厚味[22]를 많이 먹고 활동량이 적을 때 생긴다. 그러므로 습열로 장옹이 생긴다는 말은 서구적인 식단과 운동부족으로 말미암아 대장암 발병율이 높아진다는 현대 의학적 견해와도 일치한다.

대장암의 대표적인 증상 중에는 혈변이 있다. 혈변을 보는 것에 대해서『동의보감』에서는 이렇게 설명한다. 장으로 사기邪氣가 몰려서 대변에 혈변이 나오는 것이며 혈변의 양상에 따라서 치료 방법도 달라야 한다고 말한다. 먼저 피가 나온 다음에 대변이 나오는 것은 항문 가까운 곳에서 생긴 문제이고 피와 대변이 섞여 있는 것은 더 깊은 곳에서 병변이 있는 것을 볼 수 있다. 후자의 경우가 대장암으로 인한 혈변의 증상과 유사하다.

그렇다면 우리가 대장암을 치료하려면 어떻게 해야 할까? 양방에서는 대장암 치료에 수술과 방사선, 항암화학 요법이 주를 이룬다. 이 요법들이 종양의 직접적인 제거와 사이즈 감소 등의 효과가 있지만, 그 부작용이 만만치 않다. 따라서 효과적인 치료와 전이, 재발을 방지하기

---

[20] 염증이나 출혈 때문에 결합 조직이 생겨 단단하게 변한 것.
[21] 풍(風), 한(寒), 서(暑), 습(濕), 조(燥), 화(火) 6가지의 병사(病邪)를 종합하여 이르는 말
[22] 기름기 많고 맵고 짠 음식

위한 최선의 방법은 양방과 한방의 통합 치료다.

한방 치료의 병행은 환자에게 종양에 대항할 수 있는 저항력을 길러줘 수술이나 방사선 치료를 잘할 수 있도록 해준다. 그러므로 치료효과가 상승하고 생존기간의 연장을 기대할 수 있다.

**면역 치료로 마음의 평안을 되찾았습니다**

최○○ 환자는 2001년 1월, 대장암 진단을 받았다. 병원에서 수술과 항암 치료를 받았으나 암이 재발해 방사선 치료를 받았다. 2007년에 암이 폐와 복막으로 전이해 설사, 혈변, 손저림, 식욕저하, 체중감소 증상이 나타났다. 면역 치료 이후에는 종양의 크기가 줄어들고 설사와 혈변이 사라졌다. 손저림 현상도 많이 호전되었으며 체중이 다시 증가했다.

"대장암 초기입니다."

정기검진을 받았는데 그 결과 대장암이라는 진단을 받았다. 다행히 초기라서 수술을 하고 항암을 하면 치료할 수 있다고 했다. 수술과 항암 치료를 받고 안심했는데, 이게 웬일인가? 암이 재발했다는 것이다.

암은 재발하기 쉬운 질병이라는 소리를 들었지만 내가 이런 일을 겪게 될 줄은 몰랐다. 그토록 조심했는데 재발이라니! 너무나 실망스럽고 두려웠다. 급기야 재발된 암을 치료하고자 방사선 치료를 받았는데 2007년에는 암이 폐로 전이되었다는 소식까지 들었다.

날이 갈수록 지쳐갔다. 병원에서 할 수 있는 모든 치료를 다 받았는데도 암은 계속 커지고 몸무게는 13킬로그램이나 빠졌다. 나는 완전히 무너지기 일보직전이었다. 설상가상으로 암세포는 복막까지 퍼져나갔다.

'이대로 끝나는 게 아닐까?'

설사와 혈변이 계속되었다. 항암 치료 부작용으로 피부가 벗겨지고 따가웠다. 또 손발은 어찌나 저린지. 시간은 그렇게 흘러만 갔고 나는 불안감을 떨칠 수가 없었다. 입안까지 다 헐게 만드는 항암 치료의 부작용을 겪자 덜컥 겁이 났다. 암과의 싸움에서 질 것 같았다. 그때 오랜만에 만난 친척이 한의원에 가보길 권유하였다.

"한의원에 한번 가보는 게 어때요? 암을 치료하는 한의원도 있다고 하던데요?"

나는 큰 기대 없이 한의원을 찾았다. 말 그대로 밑져야 본전이라는 생각이었다. 그런데 그렇게 시작된 면역 치료가 나에게 정신적인 안정을 찾아주었다.

그동안 어떤 치료를 받아도 편안함을 느낄 수 없었는데 한의원에서 받는 치료는 너무나 편안하고 안정적이었다. 그리고 전담 간호사를 통해서 식이요법과 생활습관의 교정도 지도받았다. 병원에서는 신경 써주지 않는 세세한 부분까지 신경을 써주는 배려에 늘 안심이 되었고, 격려받는 기분을 느낄 수 있었다.

나는 어떤 일을 하든지 한번 하면 꾸준하게 실천하는 타입이다. 면역 치료도 욕심내지 않고 꾸준하게 6개월을 받았다. 그러다 보니 어느새 설사와 혈변 증세도 사라지고 피부가 벗겨지는 증상도 회복되었다. 식욕도 좋아지고 입안이 헌 것도 회복되어 체중도 조금씩 증가하고 있다.

면역 치료를 시작한 지 7개월, 아무리 항암 치료를 하고 방사선 치료를 해도 줄지 않던 암이 면역력이 회복되자 크기가 줄어들었다. 그때의 내 마음을 뭐라고 표현할 수 있을까? 말로 표현할 수 없을 만큼 기쁘고 모두에게 감사했다. 드디어 나도 새로운 삶을 선물받은 셈이다.

벌써 면역 치료를 시작한 지 1년이 다 되어간다. 이제는 면역 유지 차원에서 일주일에 한 번씩 한의원에 와서 뜸을 뜨고 침을 맞으며 몸을 관리하고 있다. 암에 걸리고 몸이 쇠약해진 것도 문제였지만 나를 진정으로 힘들게 했던 것은 정신적인 고통이었는데 이조차도 치료할 수 있었다.

면역 치료는 다시 건강해질 수 없을 것이라는 절망, 어쩌면 죽을지도 모른다는 공포에서 나를 구해주었다. 살면서 요즘처럼 심적으로 평안한 때가 언제였는지 모르겠다.

일반적으로 유방암은 수술로 치료를 한다. 수술 후에 보조 요법을 병행하거나 수술이 불가능한 경우에는 항암화학 요법, 항호르몬 치료, 방사선 치료 등을 시술한다.

## 한의학에서의 유방암

유방암의 가장 일반적인 증상은 유방에서 느껴지는 덩어리인데 여기에서 발전하는 악성질환을 『동의보감』에서는 유옹乳癰 또는 유암乳癌이라고 한다. 이중에서 보다 오래되고 악성으로 발전하는 것이 유암乳癌이다. 『동의보감』에서는 유암에 대해 여성의 가슴에 바둑돌 같은 멍울이 생긴 것으로 이것이 오래되면 염증, 진물이 생기거나 함몰된다고 서술한다.

유방암의 가장 주요한 원인은 스트레스로 보는데 젊은 여성보다 중년 부인들, 비교적 나이가 많은 여성들에게 흔하게 발생한다. 환자의 나이가 많거나 암이 겉으로 터진 쪽은 예후가 좋지 않다. 이는 비脾가 약하고 간肝이 실해진 것으로, 서양의학적으로 설명하면 호르몬과 연관 지을 수 있다. 따라서 치료하는 의사도 환자의 감정을 맑고 안정되게 맞추고 되도록 초기에 치료해야 한다고 강조한다.

한방에서는 한의학적 원칙을 바탕으로 환자의 스트레스를 다스리고 배려한다. 따라서 유방암 치료는 주로 환자의 생존 기간을 연장하고 삶의 질을 높이는 데 초점을 맞춘다. 임상적으로 보면 유방암은 한의학 치료를 위주로 하면서 수술, 방사선 치료, 항암화학 요법을 병행하는데 현재로서는 이것이 가장 이상적인 치료 방법이라 할 수 있다.

수술이나 항암 치료는 암의 크기나 암세포 살상의 효과는 있으나, 생체의 면역 기능을 손상시킨다. 이럴 때 한방 치료를 병행하면 체내 자연 치유력 증진은 물론 항암능력을 증강할 수 있고 부작용을 줄일 수 있다. 결과적으로 환자의 생존율과 생활의 질 향상, 그리고 전이와 재발방지에 효과적이다.

한방 면역 치료는 체내의 NK세포 능력을 보호하거나 극대화할 수 있다. 또한 암을 억제할 뿐만 아니라 신체를 손상하지 않는 약물을 사용하면 수술 후 회복이 빨라지고 생체 면역기능을 향상시킬 수 있으며 남아 있는 암세포를 억제할 수 있다.

### 내게 큰 용기를 준 면역 치료

임○○ 환자는 2009년 11월만 해도 종양 크기가 4센티미터 이상이었다. 암을 치료하는 과정에서 심각한 체력저하와 함께 우울증이 동반된 채로 한의원을 찾았다. 면역 치료 후에 유방, 폐, 임파의 종양이 소멸하고 체력저하와 우울증 증상이 치유되었다.

> - 2009년 11월 4일, 서울대병원은 나의 왼쪽 유방에서 4센티미터 크기의 암세포가 발견되었다고 전했다. 상황이 더욱 심각했던 건 유방뿐

만 아니라 임파와 폐에도 이미 전이가 된 후였기 때문이다. 암이 전이가 되어 수술은 힘들다는 병원의 판단 하에 우선 항암화학 요법부터 시작하고 암세포 사이즈가 줄면 수술을 하기로 결정했다.

그런데 또 다른 문제가 생겼다. 항암을 하던 중 12월 15일, 내 간수치가 정상인의 4배 이상 높게 나온 것이다. 더 이상 항암 치료를 할 수 없다는 말을 듣자 가슴이 먹먹해졌다. 절벽 끝에 홀로 서 있는 기분이었다.

나는 마음을 굳게 먹기로 했다. 항암 치료를 하면서 면역력을 키울 수 있는 방법을 찾았고 그러던 중 한방 면역 치료를 알게 되었다. 우선은 항암 치료를 중단하고 면역 치료를 시작해보기로 했다. 면역 치료를 일주일간 받고 나니 간수치가 정상으로 돌아왔다. 다시 항암 치료를 받을 수 있다고 하니 희망이 보였다. 이후에는 한의원에서 권하는 대로 면역 치료와 항암 치료를 병행했다. 항암 치료를 하면 구토예방약을 복용해야 했는데 약을 먹으면 가슴이 두근거리는 등의 부작용이 나타났다. 면역 치료의 효과를 믿고 구토예방약을 중단했다. 그렇게 면역 치료에만 전념했다.

2010년 1월 11일, 서울대학교 외래에서 촉진 검사가 있었다. 드디어 종양의 사이즈가 줄었다는 말을 들었다. 이후로도 나는 항암 치료를 꾸준히 받았고 그럴 때마다 떨어진 컨디션을 한방 치료로 회복하였다. 그리고 2010년 2월 3일에 다시 검진을 받았다. 유방, 임파, 폐에 있던 암세포들이 감쪽같이 사라졌다는 판정을 받았다. 기뻤다! 너무 놀라고 기뻐서 감정을 감출 수가 없었다. 믿기지 않은 사실 앞에서 몇

> 번이고 검사 결과를 다시 확인했다. 절망에 빠져 우울증까지 앓았던 나에게 기적과 같은 일이 일어난 것이다.

# 여섯 번째, 전립선암

남성의 생식 기관 중 하나인 전립선은 정액을 구성하는 액체 성분의 일부를 만들어서 분비하는 기관이다. 방광의 경부를 둘러싸고 요도가 그 속을 통하여 위치하며, 전립선 가운데 나 있는 구멍으로 사정관과 요도가 통과한다. 이러한 전립선에 생기는 악성 종양이 바로 전립선암이다. 전립선암은 주변의 다른 조직으로 파고드는 등 전이를 유발하기 때문에 빨리 치료해야 한다.

### 전립선암, 왜 생기나?

2010년 발표된 '주요 암 5년 생존율 국제비교'를 보면 우리나라의 전립선암 생존율(86.2%)은 미국(99.1%)에 비해 매우 낮다. 다시 말해 서양의 경우 전립선암은 남성암 중 가장 흔한 암으로 높은 발생 빈도를 보인다. 우리나라의 역시 최근 전립선암의 빈도가 급격히 증가하고 있는 추세다.

전립선암의 가장 큰 원인은 연령, 인종, 가족력이다. 이러한 유전적 요인 외에도 호르몬, 식습관, 제초제와 같은 화학약품 등도 전립선암 발병에 중요한 요인으로 작용한다. 현재 논란이 되고 있지만 전염성 질환이나 성생활, 정관수술, 흡연 등도 전립선암을 유발한다는 주장도 있다.

### 증상과 치료방법

전립선암은 조기에 발견해 치료하면 완치 가능성이 매우 높다. 하지만 진단 시기가 늦어지면 주변 장기, 림프절 및 뼈로 쉽게 전이되어 완치가 불가능하다. 문제는 전립선암과 같이 국소 부위에 발생하는 경우 증상이 나타나지 않을 때가 많다. 따라서 국소암을 조기에 발견하기 위해서는 특별한 증상이 없더라도 50세 이상의 남성이면 검사를 받아봐야 한다.

전립선 특이항원[PSA]과 항문에 손가락을 넣어 전립선을 촉진하는 직장수지검사(환자의 몸을 손으로 만져서 진단하는 방법)를 매년 시행하는 것이 좋다. 전립선암이 진행되면 방광 출구가 막혀 소변을 배설하지 못하게 되는 급성요폐, 혈뇨, 요실금이 발생하게 된다. 이것이 전이암으로 진행되면 골 전이에 의한 뼈의 통증, 척수압박에 의한 신경증상 및 골절 등이 발생한다. 실제로 전립선암은 통증이 심하고 암이 전이된 환자의 약 30%가 척수압박의 위험이 있어 다리의 힘이 약화되거나 감각이 없어지고, 걸어다니는 것조차 힘들어지거나 변비 등의 증상까지 올 수 있다.

전립선암의 주된 치료 방법으로는 수술적 치료와 방사선 치료가 있다. 보조적인 요법으로는 호르몬 치료 등도 이용된다. 최근에는 방사선 치료와 호르몬 치료를 병합한 요법도 널리 이용되고 있다. 이밖에도 대기 요법, 전립선 적출술, 냉동수술 요법으로 치료하기도 한다.

### 한의학에서의 전립선암

전립선암에 수반하는 증상들은 거의 대부분 배뇨와 관련이 있다. 그래서 『동의보감』에서도 소변을 시원하게 보지 못하거나 소변이 고임으로써 발생하는 불편한 느낌, 통증 등의 질환으로 전립선암을 설명하고 있다.

전립선암에 걸리면 소변을 보는 양상이 일반인에 비해서 무척 다양해진다. 따라서 다양한 변증과 거기에 맞는 치료법이 필요하다. 한의학에서는 크게 소변이 제어가 되지 않는 현상과 소변이 잘 나오지 않는 현상으로 나누어 접근하고 치료방법을 정한다. 또한 병리적인 습열濕熱, 한습寒濕을 제거하고 인체의 기운을 북돋아줌으로써 전립선암을 치료한다.

전립선암 환자들에게 면역 치료를 하게 되면 부종을 개선하고 배뇨로 인한 통증을 완화하며 소변을 자주 보지 못하는 빈뇨 현상, 너무 자주 보는 증상인 간헐뇨, 소변이 모두 배출되지 못하고 남은 듯한 잔뇨감, 전이로 인한 뼈통증 등이 개선된다.

### 행복한 노후의 꿈, 돌려줘서 고맙습니다

　박○○ 환자의 경우 전립선암 진단을 받았으나 병원에서 수술이 불가능하다고 해서 호르몬 치료를 했다. 그는 특히, 밤에 자는 동안 빈번하게 소변을 보는 야간뇨 증상이 있었고 통증도 심했다. 면역 치료 전에는 전립선 특이항원 수치가 800에 달했으나 치료 후 33을 기록했다.

　지난 해 가을이었다. 머리에 열이 나고 두통이 있어서 병원에 갔다. 별 것 아니라고 생각하고 대수롭지 않게 여겼는데 진단 결과는 암이었다.
　'아내가 많이 걱정할 텐데. 이 일을 어쩌나……'
　겉으로는 애써 담담한 척했지만 다리에 힘이 풀리는 것은 어쩔 수 없었다. 그 무렵에 나는 십여 년 몸담았던 교직을 막 퇴직한 후였다. 아내와 함께 조용한 노년을 보내고 싶어 준비 중이었는데 그래서인지 충격은 배가 되었다.
　전립선암이라는 병원측의 진단은 통증으로 고스란히 증명되었다. 허리가 부러질 것처럼 아팠고 화장실에서의 고통은 이루 말할 수 없었다. 밤마다 두세 번은 소변을 보기 위해서 일어나 화장실을 들락거렸고 통증과 근심 탓에 숱하게 많은 밤을 뜬눈으로 지새우기도 했다.
　"이 경우에 수술은 불가능합니다. 호르몬 치료를 받으셔야 해요."
　나는 어쩔 수 없이 호르몬 치료를 받았다. 다시 건강해질 수 있다는 확신도 없이 치료만 받으니 하루하루가 무기력하기 짝이 없었다. 그러던 중에 정말 우연히 한의원에서 하는 면역 치료에 대해서 알게 되어 한의원을 찾아갔다. 주변에서는 그런 걸로 암을 고칠 수 있겠느냐며 의혹의 눈초리를 보냈다. 하지만 나는 면역력을 키우는 치료는 어찌 되었든 반드시 필요하다고 생각했다. 그런 생각 때문인지 병원에서 침을 맞고 돌아올 때면 왠지 모르지만 기분 좋아지고 긍정적인 기운이 솟았다.

'호전되는 게 몸으로 느껴져. 이대로 가면 나을 수 있을 거야.'

치료를 열심히 받으면서 나는 암이 나을 수 있을 것이라고 굳게 믿었다. 그 막연했던 믿음이 어느새 현실이 되었다. 전립선암 수치를 나타내는 전립선 특이항원$^{PSA}$ 수치가 800에서 33으로 뚝 떨어진 것이다. 사실 암 수치가 떨어진 결과가 나오기 전부터 나는 치료 효과를 몸으로 느낄 수 있었다. 매일 같이 나를 괴롭히던 허리 통증이 약해졌고 한밤중에 화장실에 가느라 깨는 일도 거의 없어졌다.

나는 앞으로 암 수치가 정상화될 때까지 치료를 계속할 예정이다. 이런 속도로 증상이 나아진다면 완치도 가능할 것 같다. 기분 좋은 기대감 때문에 요즘은 치료를 받으러 가는 길조차 즐겁다.

## ▶ 일곱 번째, 자궁경부암

질과 연결된 자궁경부에 발생하는 악성 종양이 바로 자궁경부암이다. 자궁은 체부corpus와 경부cervix로 구성되는데, 자궁경부암은 경부 표면의 정상세포에 이상이 생기기 시작하여 자궁경부 상피태이형성층(정상세포와 암세포의 중간 단계)을 거쳐 자궁경부상피내암(자궁경부암 0기)로 발전한다. 그런데 이 때 발견하지 못하면 이는 침윤성 자궁경부암으로 발전한다.

자궁경부암은 전 세계적으로 여성에게 발병하는 암 중 두 번째로 흔한 암이다. 약 80%는 아시아, 남미, 아프리카 등의 개발도상국에서 발생하는데, 우리나라에서는 자국경부암이 전체 암 중에서 4위를 차지하고 있다.

### 자궁경부암은 왜 생기나?

자궁경부암은 성 접촉에 의한 인유두종 바이러스Human Papilloma Virus, HPV의 감염이 주된 원인이라고 본다. 자궁경부암 환자의 99.7% 이상에서 고위험 인유두종 바이러스 감염이 발견되었기 때문이다.

자궁경부암은 연령과도 관련이 있다. 20세 이전의 여성에게는 발병이 드물고 30세 이후부터 발병률이 증가해 50대에 정점에 이르기 때문이다. 그 이후에는 연령에 관계없이 발병률이 거의 일정하게 유지된다.

또 다른 원인으로는 경제적인 차이가 있는데, 주로 저소득 계층에서 발병하기 때문이다. 이는 비위생적인 환경, 빈약한 의료시설, 무질서한 생활양식 등이 중요한 요소로 작용한다. 이밖에도 고위험 남성 파트너

와의 성행위, 흡연, 경구피임약의 장기 복용이 자궁경부암을 유발하고 성병이 있거나 면역 기능이 저하된 여성, 정기 검진을 받지 않은 여성, 비타민 A, 비타민 C, 엽산 등 일부 영양소 결핍된 여성, 비만인 여성들이 자궁경부암의 위험에 노출되는 것으로 알려져 있다.

### 증상과 치료방법

성교 후에 경미한 질 출혈이 가장 흔한 증상이다. 이러한 질 출혈은 처음에는 피가 묻어 나오는 정도이지만, 암이 진행되면서 출혈 및 질 분비물이 증가하고 궤양이 심화된다. 2차 감염이 발생한 경우에는 악취가 동반된다.

암이 진행해서 주변 장기인 직장이나 방광, 요관, 골반 벽, 좌골 신경 등을 침범하게 되면 배뇨 곤란과 피가 섞여 나오는 소변, 직장출혈, 허리통증, 하지의 동통 및 부종, 체중감소 등의 증상이 나타나기도 한다.

자궁경부암은 조기에 진단하여 치료하면 완치가 가능하지만 어느 정도 진행될 경우에는 파급 정도에 따라 완치율이 크게 감소한다. 따라서 자궁경부암 예방을 위해서는 첫 성교 연령을 늦추고 성교대상자 수를 제한해야 하며, 콘돔을 사용하고 성접촉 경험이 있는 모든 여성은 1년 간격으로 자궁경부암 세포 검사를 받는 것이 중요하다. 특히 출산이 끝난 후부터는 정기적인 검진을 받아야 하며 자궁경부암 조기 진단의 중요성에 대한 인식이 필요하다.

자궁경부암의 치료 방법은 크게 수술, 방사선 치료, 항암화학 치료가 있다. 수술 후 결과에 따라서 항암제를 투여하거나 동시에 방사선 치료를 병행하기도 한다.

### 한의학에서의 자궁경부암

『동의보감』에서도 장담<sup>腸覃</sup>, 석가<sup>石瘕</sup>에 대해 설명하고 있는데 장담은 찬 기운이 대장과 위에 들어가 부딪혀 뭉치면 생기는 것이다. 월경은 제 날짜에 있으나 그 양이 많기도 하고 적기도 한데 이는 병이 기를 착란시켜 나타나는 증상들이다. 석가란 자궁 안이 상해서 어혈이 몰린 현상이다. 이것이 오래되면 돌 같이 단단해지면서 자궁 입구를 막는데, 그 크기는 마치 임신한 것 정도다. 나아가 월경도 없어지는데 이것은 먼저 찬 기운에 자궁이 상한 다음 피가 몰리기 때문이다. 『동의보감』에는 "몰린 피를 풀어주면서 따뜻하게 해주는 약을 써야 자궁경부암을 치료할 수 있다."라고 말한다.

한의학에서는 자궁경부암 진단 이후에 내복약과 침, 뜸 등을 통해서 면역력부터 상승시킨다. 그 후에 암세포의 크기를 줄이고 자연적인 사멸을 유도한다. 한방 치료만으로도 자궁경부암 치료에 우수한 효과를 얻었다는 보고가 많지만, 양방 치료와 병행하는 것도 나쁘지 않다.

수술과 한방 치료를 병행하면 전이와 재발이 예방되고 생존율이 높아진다. 방사선과 한방 치료를 병행하면 방사선이 정상세포들까지 손상시킴으로써 오는 부작용을 줄여줄 뿐 아니라 각종 합병증을 막고 방사선 치료의 효과를 높일 수 있다. 마찬가지로 항암화학 약물의 부작용을 줄여주거나 없애주고 항암 요법을 순조롭게 마칠 수 있도록 도와준다.

**암으로 고통 받던 날들은 이제 안녕!**

김○○ 환자는 2007년 6월에 자궁경부암 진단을 받고 수술을 했다. 2009년 7월에 검사를 한 결과, 암이 재발했다는 것을 알게 되었고 2009년 8월부터 면역 치료를 했다. 면역 치료를 받은 후, 2009년 11월에 조직 상으로 암이 없다는 진단을 받았고 2010년 5월에는 세포 상으로도 암이 발견되지 않았다.

---

2007년 6월부터 불행한 일들이 시작되었다. 건강검진을 받았는데 자궁에 이상 소견이 있다는 연락이 왔다. 평소 분비물이 있었던 것을 떠올리면서 불안하다는 생각을 했는데 아니나 다를까 자궁경부암 판정을 받았다.

"전체를 수술할지 부분만 수술할지 결정하셔야 합니다."

고민 끝에 나는 자궁의 일부만을 절제하기로 했다. 그런데 6개월 후에 암이 재발했으니 또 수술을 해야 한다는 통보를 받았다. 다른 병원을 찾아가도 결과는 마찬가지였다. 어쩔 수 없이 전체 절제 수술을 했고 그렇게 1년이 흘렀다.

그런데 다시 몸이 안 좋아진 것 같은 느낌이 들었다.

"안색이 안 좋아 보이네? 어디 아파요?"

주변 사람들의 우려가 커지자, 나는 다시 불길한 예감이 들었다. 그리고 아니나 다를까 병원에 갔더니 암이 재발했다고 말해주었다. 재발에 재발을 거듭한 암, 아직 크기가 작으니까 지켜보다가 항암 치료를 하자는 의사의 말, 그 모든 것이 곧 절망이었다.

앞으로도 암이 계속 재발하는 것이 아닐까 두렵기도 하고 내 몸이 암에 정복될까봐 무서웠다. '그렇게 되면 아직 어린 우리 아이들은 어떡하지? 아직 엄마의 손길이 필요한 나이인데' 하면서 자꾸만 마음이 약해졌다.

항암 치료를 어떻게 할지 결정을 하기까지 나에게 3개월의 시간이 주어졌다. 그 시간 동안 아무것도 하지 않으면서 검사 결과만 기다리고 있자니 답답한 노릇이었다. 진정으로 암을 이기고 싶다면 뭐든 해야 할 게 아닌가 하는 생각이 들었다. 그때 지인이 면역 치료를 소개해주었다. 나처럼 자궁경부암을 앓는 사람들에게 효과가 좋으니 치료를 받아보는 게 어떻겠냐는 권유였다. 나는 망설이지 않고 면역 치료를 선택했다.

침과 한약, 뜸 치료를 받자 몸이 점점 가벼워지고 따뜻해지는 것 같았다. 그 따뜻한 느낌에 왠지 모를 안도감이 들면서 암을 이길 수 있을 것만 같았다. 그리고 양방 쪽에서는 신경 쓰지 않았던 부분까지도 한의원에서 배려해주니 힘이 되었다. 전담 간호사가 식습관도 고쳐주었다. 그렇게 3개월의 시간이 흘렀고, 이제 항암 치료의 여부를 결정할 검사 결과만이 나를 기다렸다. 검사 결과가 나오는 일주일이 마치 10년처럼 느껴졌다. 일주일이 지나고 검사 결과가 나오는 날, 나는 '정상'이라고 통보받았다.

나는 비로소 암 때문에 고통받던 날들과 작별을 고했다. 사랑하는 사람들과 일상을 함께 하고 소소한 행복을 누릴 수 있는 것이 얼마나 행복한 일인지 예전에는 몰랐지만 이제는 알 것 같다.

# Chapter 3

## 암은 면역으로 이기자

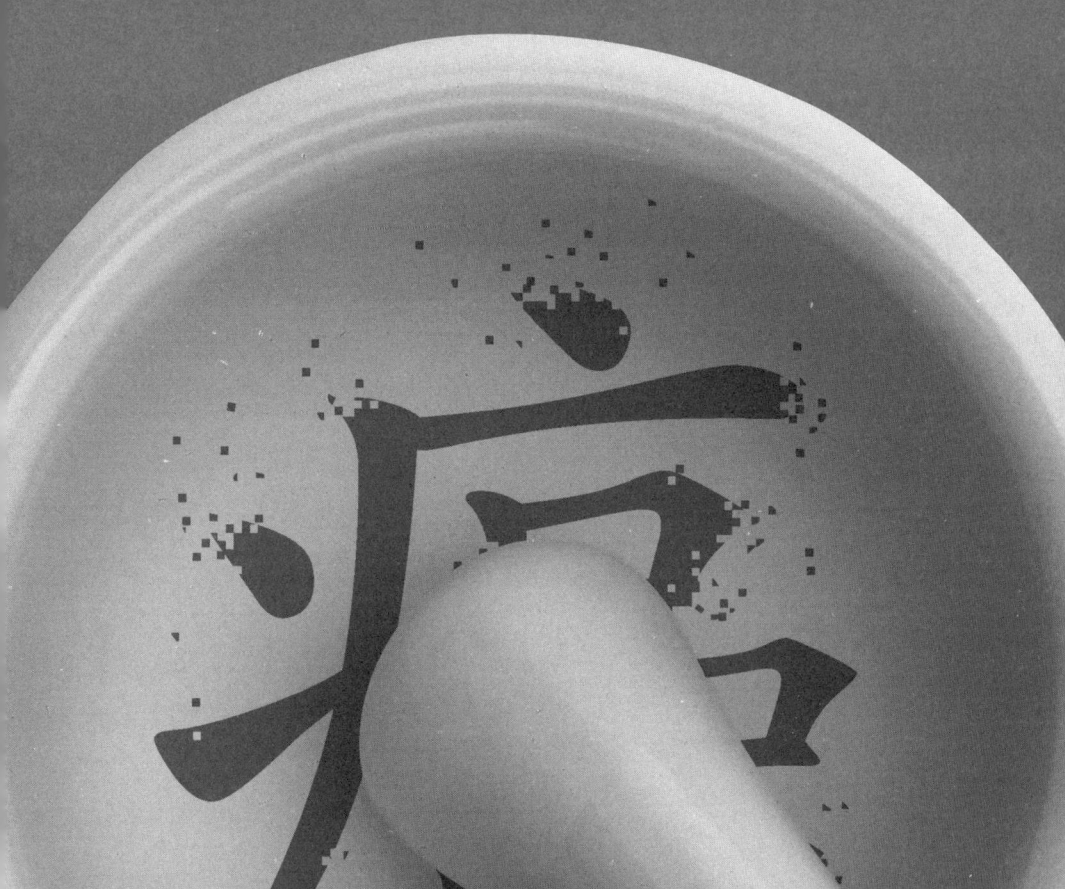

## 1장

# 면역 앞에 한없이 나약한 암

▶ 소리 없는 파괴자, 항암제

　우리가 흔히 항암제로 암을 치료한다고 하는 것은 항암화학 요법을 일컫는 말로 약제를 사용해서 암세포를 소멸시키는 치료법을 말한다. 항암제는 주로 환자가 암을 선고받은 후 검사를 통해서 암의 진행 상태를 살펴보면서 암이 많이 퍼졌거나 전이되었을 때 이용하는 치료법이다. 암이 우리 몸의 여러 곳으로 퍼졌을 때는 수술로 제거하거나 방사선으로 치료하기 힘들기 때문이다.
　항암제라고 불리는 약물은 우리 몸에 들어가서 무제한으로 증식하는 암세포의 성장을 억제한다. 이러한 원리만 놓고 보면 수술을 받거나 방사선에 노출되지 않고 약물로 암을 치료할 수 있으니 환자 입장에서는 가장 이상적인 치료 방법으로 생각할 수 있다. 그럼에도 불구하고 오늘날까지도 항암제가 논란의 대상이 되고 있는 것은 항암제를 사용한 치료방법이 심각한 부작용을 야기하기 때문이다. 대개 암세포는 정상세포보다 증식 속도가 빨라서 세포분열을 방해하는 약물에 더 민감하게 반응한다. 그러나 정작 항암제는 암세포와 정상세포를 구분하지는 못함으로써 정상세포 중에서도 분열이 빠른 세포, 즉 모낭과 장의 점막과 같은 세포까지 파괴한다. 이 때문에 항암화학 치료를 받고 나면 탈모나 설사, 구토와 같은 부작용을 겪게 된다.

항암제의 진실을 신랄하게 다루어 화제가 되었던 책『항암제로 살해당하다』에서는 항암제의 어두운 면이 낱낱이 파헤쳐 있다. 가장 대표적인 사례가 일본 후생노동성의 전문 기술관료가 "항암제로는 암을 고치지 못한다. 항암제는 암에 효과가 없다."라고 공개석상에서도 공공연하게 발언을 한 일이다. 또한 후생노동성의 보험국 의료과장 역시 항암제로는 앞으로 3개월을 살 수 있다는 사람의 목숨을 1년 정도 늘리는 여명효과밖에 없다고 말해 더욱 충격을 주었다.

항암제에 대한 증언은 여기서 그치지 않는다. 오스트레일리아의 저명한 암 전문 의사 헤이니스에 따르면 암 환자들이 비싸고 독성이 강한 항암제를 필요한 용량보다 훨씬 더 많이 사용할 가능성이 있다는 문제 제기를 하고 나섰다. 이렇게 세계적으로 항암제를 통한 암 치료가 논란이 되고 있는 가운데서도 유독 우리나라 의료계만 침묵하고 있다. 암을 치료하기 위해서는 대학병원에서 입원 치료를 받는 것이 유일한 방법인 양 인식되고 있는 상황이 이러한 사실과 아주 무관하지 않다.

이 책에서 항암제의 부작용을 언급하고 알리고자 하는 것은 약물로 인한 항암 치료의 성과를 폄훼하거나 깎아내리려는 의도가 아님을 밝혀둔다. 그럼에도 이 책이 항암제의 부작용에 대해서 짚고 넘어가는 이유는 암 환자의 상당수가 선택하고 있는 항암화학 요법의 성과와 부작용에 대해서 환자들이 분명하게 알아둘 필요가 있다고 판단했기 때문이다.

선택은 환자들의 몫이다. 하지만 어떤 보이지 않는 장벽이 환자들의 현명한 선택을 방해하고 있다면 그것은 누군가가 나서서 바로잡아야 할 문제다.

## ▶ 암 환자의 삶의 질, 누가 보장해주나

독일의 의료 연구진이 고식적인 방사선 치료에 대해서 연구 결과를 내놓았다. 고식적인 방사선 치료는 무엇인가? 우선 '고식적'이라는 단어의 사전적인 의미를 찾아보면 '근본적인 대책을 세우지 않은 임시변통의'라는 뜻임을 알 수 있다. 따라서 '고식적 치료'란 환자가 살아날 가망이 없을 때 그나마 살아 있는 기간 동안 병으로 인한 고통을 조금이나마 줄여주기 위한 치료방법을 일컫는 것이다.

지난 2003년 12월부터 2004년 7월까지 독일의 뒤셀도르프 대학병원의 의사인 그립 박사와 동료들은 병원의 말기 암 환자들을 대상으로 이러한 고식적인 방사선 치료의 실상에 대해서 조사했다. 조사 대상인 환자는 33명이었는데 그들 모두 방사선 치료를 받은 후 30일 안에 사망했다.

조사 대상이 된 말기 암 환자는 모두 병원에서 사망했다. 환자들에게 더 이상의 치료효과를 기대할 수 없는 절망적인 상황에서도 병원 측은 이들을 퇴원시키지 않았다. 심지어 집에서 죽음을 맞길 원하는 환자들까지도 방사선 치료를 받아야 한다는 명목으로 퇴원을 못하게 했다. 이들은 마지막까지 방사선 치료로 고통을 받다가 사망한 것이다.

말기 암으로 입원한 암 환자들 중 91%에 해당하는 사람들이 방사선 치료를 받는다고 한다. 또 그들 중에 50%는 남은 생의 60% 이상을 방사선 치료를 받으면서 보낸다. 또 치료 중에 환자들이 사망하는 경우가 많아서 59%만이 방사선 치료를 마칠 수 있다. 그렇다면 이들은 고식적 방사선 치료로 효과를 누리고 있을까? 조금이라도 통증을 줄일 수 있으면 다행이지만 이 치료를 받는 환자의 대부분은 통증이 줄어들지 않았고 50% 이상은 오히려 통증이 증가했다고 밝혔다.

고식적 방사선 치료의 원래 목적과는 정반대로 방사능 치료가 환자들을 더 고통스럽게 만들 수도 있다. 그렇다면 이와 같은 문제점이 있음에도 왜 이런 일이 계속해서 벌어지고 있는 걸까?

그 이유는 바로 의사들이 고식적 방사선 치료의 대상인 말기 암 환자들의 남은 수명을 제대로 예측하지 못하기 때문이다. 실제로 의사들은 환자의 여생을 관대하게 계산하는 경향이 있다. 한 달 안에 사망한 환자의 경우 의사 5명 중 1명이 6개월 이상 살 수 있을 것이라고 예상한다. 따라서 독일 연구진은 이 연구를 통해서 의사들이 환자의 여생을 실제 수명보다 길게 보고, 또 부작용을 고려하지 않음으로써 치료가 지나치게 오랫동안 지속되고 치료 도중에 환자가 사망하는 일이 발생한다는 결론을 내렸다. 이렇게 말기 암 환자들이 방사선 치료과정에서 고통을 받다가 삶을 마감하게 되면 환자의 인권은 유린당하고 곁을 지키던 보호자들이 크게 상처를 받게 된다.

### 공식에 의해 치료되는 암 환자들

우리나라의 사정도 크게 다르지 않다. 서구식 의료 시스템을 처음 도입한 이래 암 치료 역시 서구식 의료 시스템이 대부분을 장악하고 있다. 치료 과정을 한번 살펴보자.

일단 환자가 암이라는 진단을 받고 나면 병원에서는 정해진 치료법을 권한다. 치료 방법은 주로 수술, 항암제, 방사능 요법 등이고 이 중에서 환자에게 적합한 치료법을 시술한다. 이러한 방법이 너무나도 보편적이어서 환자들은 여기에 무슨 문제점이 있는지 의심하지 않는다. 그러나 이런 시스템에는 우리가 미처 생각하지 못하는 몇 가지 문제점들이 있다.

● 첫째, 일방적인 치료

　병원에서 미리 정해놓은 시스템을 환자가 일방적으로 따를 수밖에 없다. 수술이나 항암제, 방사능 치료는 암 환자를 치료하는 거의 모든 병원에서 천편일률적으로 권하는 치료방법이다. 의사와 환자가 협의를 거쳐서 치료방법을 정하는 것도 아니기 때문에 환자는 치료에 따른 부작용을 생각하지 못한다. 우리나라의 암 환자 대부분은 이렇게 정해진 치료 과정을 따라간다. 치료를 받는 도중에 환자가 부작용 때문에 고통을 받거나 최악의 경우에 사망을 하더라도 그것은 그저 '치료 과정에서 일어난 어쩔 수 없는 일'로 치부되고 만다.

● 둘째, 획일적인 시스템

　이렇게 획일적으로 만들어놓은 시스템을 환자 개개인이 따르는 과정에서 환자의 인권이 무시되고 삶의 질이 떨어진다. 우선 우리나라의 암 환자들은 대형병원에 지나치게 의존한다. 대형병원의 첨단기계와 장비가 아니면 암 치료가 힘들다는 선입견 때문이다. 이에 대형병원들은 의료 서비스의 질을 개선하는 것보다는 환자를 더 많이 받고 침대 수를 늘리는 데 급급하게 되었다. 암 환자들은 대형병원으로만 몰리는데, 의료진 수는 한정되어 있지 않은가! 환자 개개인의 특성에 맞는 치료를 해주는 것은 여건상 불가능한 일이다.

- 셋째, 결과만을 중시하는 태도

　우리나라의 암 치료 문화는 극단적인 면이 있어서 치료의 결과만을 중시한다. 맹목적으로 치료에만 매달리기 때문에 환자가 치료를 받는 '과정'에 대한 관심은 턱없이 부족하다. 이렇게 되면 환자는 더 나은 삶의 질을 기대할 수 없게 된다.

　삶의 질이라는 것은 한 달을 더 사느냐, 6개월을 더 사느냐의 문제가 아니다. 수명이 연장된다고 해서 삶의 질이 좋아지는 것이 아니기 때문이다. 하지만 아무리 절망적인 상황에 처한 환자라고 할지라도 하루하루를 행복하게 살 권리가 있다. 즉 아무리 몸이 아프고 치료가 필요한 환자라고 해도 자신의 삶의 질을 결정할 수 없는 상황에 내몰려서는 안 된다. 그러므로 미래에는 암을 치료하는 시스템이 지금의 문제점과 한계를 극복하고 더욱 발전적인 방향으로 나아가야 한다. 환자가 선택할 수 있는 치료 방법이 지금보다 훨씬 더 다양해져야 하고 환자들 역시 한 가지 치료법만을 고집할 게 아니라 전문가와의 상의를 통해서 자신에게 맞는 치료법을 선택해야 한다.

　암 환자를 바라보는 의료계의 시각도 달라져야 한다. 생명의 존엄성을 최우선으로 두고 의료 행위까지도 돈벌이의 수단으로 여기는 풍조를 하루 빨리 몰아내야 한다. 그리고 오직 치료만을 목적으로 환자를 볼 것이 아니라 치료 과정에서 개개인의 고통에 귀 기울이고 환자의 요구에 응할 줄 아는 의료 문화를 정착시켜야 한다. 근본적인 변화가 하루 아침에 이루어질 수는 없다. 하지만 환자와 보호자, 의료인 모두가 의지를 갖고 조금씩 변화를 해야 암 치료 문화도 혁신적으로 달라질 수 있을 것이다.

## ▶ 면역, 병을 면하게 하는 힘

계속해서 거듭 강조하지만 기존의 암 치료법은 여러 가지 후유증을 낳고 고통을 유발해 문제가 되고 있다. 따라서 암 치료에도 혁신이 필요하고, 필자들은 그 대안으로 면역 치료를 추천한다.

우리는 일상에서도 '면역'이라는 단어를 자주 접하고 사용한다. 그런데 정작 면역이 무엇이고, 우리 몸에서 어떤 역할을 하는지에 대해서는 정확하게 알지 못하는 경우가 많다. 면역으로 암을 치료하는 방법을 다루기 전에 이 단어의 정의부터 알아보자.

면역免疫이란 말의 한자를 풀이하면 '전염병, 열병 등을 면하다'가 된다. 따라서 면역이라는 단어의 뜻은 '병으로부터 우리 몸을 보호하고 방어하는 힘'이 된다. 그런데 한의학에서 면역에 대해 언급할 때 빠지지 않는 개념이 하나 있는데 그것은 바로 '정기신精氣神'이다.

정기신이라는 것은 인체를 구성하는 3가지 요소를 말한다. 제일 먼저 '정精'은 인체를 구성하고 생명활동을 유지하는 가장 기본적인 물질이다. 생식과 성장발육 등 중요한 생명활동과 관련되어 있으면서도 뇌수를 생성한다. 또한 정은 질병에 대한 예방 능력과도 관련이 있다. 우리 몸에 정이 충만하면 우리를 위협하는 여러 가지 병원균의 침입이 이루어지는 것을 치밀하게 막을 수 있다. 그리고 정으로 인해 환경에 대한 적응력이 강해져서 사기(외부의 병적인 요소)가 몸 안에 들어오지 못한다.

두 번째로 '기氣'는 고대 사람들이 자연현상의 변화상을 설명하기 위해 설정한 개념이다. 그들은 우주 안의 모든 사물은 기의 운동 변화로 인해서 생성하고 소멸되는 것으로 인식했다. 이를 의학에 도입해 기의 운동변화를 인체에도 적용했다. 그 결과 기를 통해서 인간의 생명활동을 설명하는 것이 가능해졌다.

일찍이 명나라의 명의 장개빈이 쓴 『경악전서景岳全書』에서 사람의 인생은 모두 기에 의존한다고 했고 청나라 유창이 집필한 『의문법률醫門法律』에서도 기가 모이면 형태가 이루어지고 기가 흩어지면 형태가 사라진다고 했다. 이는 곧 생명활동에 있어서 기의 중요성을 말한 것이다.

인체의 기 중에서도 가장 기본적인 것은 바로 진기(원기, 정기와 같은 개념)이다. 인체의 생명활동의 기본은 진기가 올라갔다가 내려가고 들고 나는 것이다. 이렇게 중요한 진기의 운동이 멈추면 생명활동이 정지되고 이는 곧 사망했음을 의미한다.

마지막 '신神'은 생명활동에 의한 현상이라고 간주한다. 생명활동이 일어나고 사라짐에 따라 신은 존재하기도 하고 사라지기도 한다.

이렇게 정기신은 인체의 생명활동에 관여하는 중요한 구성 요소이면서 생명활동의 원동력이라고 할 수 있다. 옛날 사람들은 정기신을 세

가지 보배라고 일컫고 이들의 관계를 통해서 신체의 음양생화를 설명했다. 즉 인간의 생리기능과 '기' 현상의 물질적 기초를 '정'으로 보았고 '기'는 생명활동을 가능케 하는 운동력이라고 여겼고, '신'은 생명활동의 주재자에 비유했다. 이러한 정기신의 관계에 의해서 물질, 기능, 현상은 서로 긴밀한 연관성과 불가분의 통일성을 가진다고 설명한다.

우리는 이러한 정기신이 면역 활동과 밀접한 관계임을 알아야 한다. 한의학적인 관점에서 바라본 면역 활동은 단순한 병에 대한 저항력이 아니다. 그리고 면역세포와 항원항체의 반응만을 포함하는 개념이 아니다. 그보다는 우리 인체가 살아가는 데 필요한 기본적인 생명력, 즉 항상성까지 포함하는 것으로 봐야 한다.

흔히 우리는 항상성이 유지됨으로써 병에 걸리지 않는 것만을 생각하는데 그것이 전부가 아니다. 한의학에서 말하는 항상성은 음양의 균형과 조화, 즉 밸런스라고 볼 수 있다.

진정한 항상성은 정기(몸 안에 좋은 기운)와 사기(외부의 병적요소)가 서로 싸우면서도 조화를 이루는 것이다. 만약 감기에 단 한 번도 걸리지 않은 사람이 있다면 그의 면역은 훈련되지 않은 군대와도 같다. 따라서 면역을 키운다는 것은 곧, 병을 이겨내는 과정에서 음양의 균형을 유지하는 항상성을 획득하는 과정이라고 할 수 있다.

## ▶ 정기正氣의 다른 이름, 면역

한의학 서적인 『외증의안회편外證醫案?編』[23]을 보면 '정기허즉성암正氣虛則成癌'이란 구절을 찾아볼 수 있다. 인체의 정기가 약해지면서 암이 생겨난다는 뜻이다. 또한 『동의보감』의 적취문에도 '양정적자제養正積自除'라는 대목이 등장한다. 이는 정기를 보하면 적積(덩어리)이 저절로 사라진다는 뜻이다.

과연, 정말 그럴까? 많은 사람들이 이 대목이 사실인지를 두고 의심의 눈길을 보낸다. 하지만 이러한 이론이 현실적으로 가능한 것은 임상 결과만으로도 얼마든지 입증할 수 있다. 왜냐하면 한의학에서 활용하는 면역 요법의 가장 중요한 핵심도 정기를 보하여 암을 근본적으로 치료하는 것이기 때문이다.

한의학에서는 암의 원인도 정기요, 암을 치료하는 핵심도 정기에 있다고 본다. 그렇다면 정기는 무엇을 의미할까? 정기는 곧 면역력이자 생명력이다. 정기는 사기와 반대되는 개념으로 사기가 외부로부터 들어오는 나쁜 기운이라면 정기는 우리 몸의 바른 기운, 즉 인체의 생명력이라고 할 수 있다.

기氣는 인체 모든 생명활동의 원동력이다. 인체 생명활동의 추진력은 이 기에 의해 이루어지며, 체내의 순환과 활동의 힘도 곧 기다. 기와 같

---

[23] 중국 청나라 여경화(余景和)가 편찬하여 1894년에 간행된 의서

이 활동하는 것은 혈血이다. 인체 순환활동의 원동력인 기가 우리 몸에 돌면서 혈이 인체를 순환하고, 또 기와 함께 혈이 잘 순환하면서 체내 곳곳에 영양을 공급하고 노폐물 대사를 이룬다. 이로써 다시 기가 생겨나는 것이다.

### 기의 기능

● 첫째, 추동작용

기의 활동 능력은 매우 강하여 생장과 발육을 담당한다. 그리고 우리 몸에서 일어나는 모든 생리작용과 신진대사 등은 기의 운동으로 가능하다.

● 둘째, 온후작용

바로 이 온후작용으로 인해서 우리 몸은 일정한 체온을 유지할 수 있다. 그밖에도 체내의 장부, 기관 등 모든 조직이 생리활동을 유지할 수 있는 것도 기의 온후작용에 의한 활동이다.

● 셋째, 방어작용

기는 인체 표면을 호위하면서 외사의 침입을 방어하는 작용을 한다. 그러므로 소문素問, 평열병론評熱病論에서 '사지소주 기기필허邪之所湊, 其氣必虛'라 했는데 이는 '사기가 한 곳에 모이면 그 기(인체의 정기)는 반드시 허해진다'는 뜻으로 기의 방어 작용에 대해 단적으로 설명하는 말이다.

이렇게 우리 몸에서 방어 작용에 관여하는 기는 정기에 속한다. 정기는 질병이 우리 몸에 침투했을 때 항병 기능을 발휘한다. 정기와 사기가 서로 다투어서 병사가 소멸되면 건강을 회복할 수 있다. 이 외에도 정기는 기화작용, 체내에 장기와 혈액, 대사산물을 제어하고 저장하는 고섭작용 등을 한다.

## 면역 치료의 원칙

중국 최초의 의서『황제내경黃帝內徑』에는 "적(질병)을 해치는 데(파적破積)에는 성질이 독한 약을 쓰다가 병이 절반 정도 나으면 약을 더 쓰지 말아야 한다."라고 적혀 있다. 일반적인 인식으로는 독한 약을 써서라도 질병을 없애는 것이 최고라고 생각하는데 이는 잘못된 상식이다.

한의학에서는 성질이 독한 약을 쓰다가 병이 절반 정도 나으면 독한 약은 더 이상 쓰지 말라고 말한다. 그 이유는 "약을 지나치게 쓰면 죽을 수 있기 때문이다."라고 밝혔다. 이것은 한의학 서적에 적힌 경구지만 현대의학에서도 주목을 해야 할 부분이다. 이것이야말로 오늘날 흔하게 쓰이는 항암제의 가장 큰 폐해를 이르는 말이기 때문이다. 따라서 한의학에서 병을 치료할 때 정기를 보하면서 동시에 사기를 없애는 치료를 하는 것을 중요한 원칙으로 여긴다. 여기서 정기를 보한다는 것은 '부정법'이라 하고, 사기를 없애는 치료를 '거사법'이라고 한다.

● **부정법**扶正法

　부정扶正이란 쉽게 말해서 정기를 북돋아주는 것을 말한다. 더 구체적으로 설명하자면 약물이나 기타 요법을 사용해 체질을 강화시키고 병에 저항하는 능력을 키워 질병을 이기고, 건강을 회복하는 상태에 도달하는 것을 뜻한다. 한의학에서 말하는 '부정하여 거사한다'는 원칙은 정허正虛(정기가 허해짐)가 주가 되는 병증에 적용되며, '허한 자는 보한다'는 의미다.

　환자의 기가 허해진 정도와 구체적인 증상에 따라서 허약한 기를 돕는다는 '익기益氣', 피를 보하는 '양혈養血', 음기를 기르는 '자음滋陰', 양기를 도와주는 '조양助陽' 등의 치료법을 적용할 수 있다.

● **거사법**祛邪法**이란?**

　거사祛邪라는 것은 사기를 공격하는 '공사攻邪', 사기를 쫓아내는 '구사驅邪'의 약물이나 기타 요법을 이용해서 병사를 제거하고 사가 없어지고 정이 회복되도록 치료하는 것을 말한다. '거사부정'의 원칙은 사기가 완성한 상태라는 사실 위주인 병증, 즉 정도가 심각한 병에 주로 적용된다. 한의학에서 말하는 '사기가 실한 자는 사瀉한다'[24]는 것도 바로 이 거사법의 원리를 일컫는 말이다.

---

24) 인체에 침범하거나 발생한 사기를 빼냄으로써 질병을 치료하는 방법

● **부정거사법** 扶正祛邪法

말 그대로 부정법과 거사법을 혼합한 방법을 뜻한다. 부정거사의 원칙을 적용할 때는 세밀한 관찰과 분석이 요구된다. 우선 치료를 하는 사람이 정과 사, 두 가지 모두가 흥망과 성쇠하는 상황을 바르게 이해해야 한다. 그리고 정과 사의 투쟁 중에서 주된 것과 부차적인 것을 구별할 줄도 알아야 한다. 이 모든 것에 대한 판단이 끝이 나야 부정법과 거사법을 융통성 있게 운용할 수 있다.

이때 '부정에 사를 남기지 않고, 거사에 정을 상하지 않는다'를 원칙으로 삼는다. 이 말은 부정법과 거사법을 조화롭게 이용해서 정을 상하게 하지 않으면서 그와 동시에 사기를 남기지 않고 제거한다는 이상적인 치료 원칙을 의미한다.

한의학에서는 일반적으로 병을 치료할 때 부정법을 널리 사용하지만 증상에 따라서 거사법을 이용함으로써 치료를 하기도 한다. 실제 임상에서는 부정법과 거사법, 두 가지 중 하나보다 이 두 방법을 혼합한 부정거사법을 주로 사용한다. 그 이유는 간단하다. 우리는 잔디밭에 난 잡초를 어떻게 제거하는가? 서양의학에서는 잡초를 제거하기 위해서 칼로 도려내거나, 방사선 치료나 항암 요법을 써서 잡초를 태운다. 이렇게 하면 잡초가 부분적으로 제거되긴 하겠지만 이상적인 제거 방식은 아니다. 우선 잡초가 난 곳마다 도려내는 것으로는 지속적으로 생겨나는 잡초를 전부 없앨 수가 없다. 또 잡초를 태웠다가는 보호해야 할 잔디까지도 치명적인 상처를 입게 된다. 따라서 한의학에서는 잡초에 의해서 죽지 않도록 잔디의 면역력을 키워주는 방법을 택한다. 이렇게 하면 나중에는 오히려 잡초가 힘을 잃어 죽게 되고 잔디만 건강하게 살아남는다. 면역 치료를 할 때 주로 부정거사법을 행하는 이유도 이와 같다.

| 치료법 분류 | 현대적 해석 | 사용 시기 |
| --- | --- | --- |
| 부정법 | 암 자체, 혹은 항암 치료로 인해 떨어진 면역 기능을 높여주는 방법 | 항암 부작용이 심하거나, 암으로 인한 쇠약증이 나타날 때 |
| 거사법 | 암세포를 직접 공격하거나 암세포의 영양 공급을 차단하는 방법 | 환자의 체력과 정기가 강하고 파어혈약을 치료약으로 쓰는 경우 |
| 부정거사법 | 환자의 상태를 고려하여 면역기능을 증가시키면서 암세포를 공격하는 약물을 동시에 사용하는 방법, 임상에서 가장 많이 활용됨 | 항암 치료를 안 받는 경우나 암의 전이, 재발 방지가 목적인 경우 |

면역 치료의 원칙

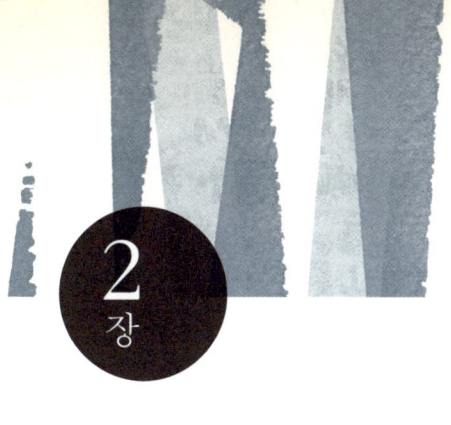

# 2장

# 암을 물리치는 면역 암 치료법

## ▶ 면역 치료를 들여다보다

근대에 들어서 암 환자가 급증하고 서양의학에만 의존해서는 암을 정복하기가 쉽지 않은 가운데 앞에서 살펴본 면역 치료법이 암 치료의 새로운 대안으로 떠오르고 있다. 면역 암 치료란 우리 몸의 면역세포를 활성화시켜서 자연 치유력을 극대화하여 암을 치료하는 방법이다.

한의학은 그동안 여러 방식으로 암 치료에 접근을 해왔다. 사상체질에서는 모든 질병의 증상이 개인에 따라 다르고 체질에 따라 다르므로 암 치료에 있어서도 체질을 우선시했다. 그리고 약물학적 항암 효과를 중심으로 항암제를 연구하는 경향이 현재까지도 이어지고 있으나 한의학을 기반으로 한 대부분의 암 치료법은 현대의학에서 크게 인정받지 못하고 있는 실정이다. 따라서 지금부터 『동의보감』에 근거하고 한의학적 본초학$^{本草學}$[25]에 입각한 한방 면역 요법에 대해서 적극적으로 알아보도록 하자.

## ▶ 면역 암 치료의 원리

　면역 암 치료를 받아야 하는 사람들은 면역력이 떨어진 환자, 항암 치료 부작용으로 인해 고통 받는 환자, 수술 후 면역력이 떨어진 환자, 수술이나 항암 치료가 불가능한 환자 등이 있다. 즉 부작용이 없기 때문에 모든 환자들이 면역 치료에 임할 수 있다. 하지만 급한 응급 상황이나 불가피하게 수술이 필요한 환자의 경우는 제외해야 한다.

　면역에 의한 암 치료는 치료횟수가 많을수록 생존율도 함께 증가한다. 2~3개월 이상 면역 치료를 받은 환자의 경우 면역력이 확연하게 높아지면서 암세포의 활동이 정지하거나 삶의 질이 좋아지고 생존율이 증가한다. 면역 치료방법들을 살펴보자.

### 면역 약침

　면역 약침은 침의 치료 효과에 한약의 효과를 더함으로써 효과를 높

---
[25] 약물의 형태, 품질, 약효 등을 연구하는 학문

이는 한편, 치료의 기간을 줄이는 장점이 있다. 면역 약침을 맞으면 내부 장기의 중요한 반응점이자 기가 모이는 경혈經穴이 자극을 받고 침에 있는 한약제재가 몸으로 들어간다. 다시 말해 침을 사용하여 면역력을 키우는 데 탁월한 효과를 지닌 약재 성분을 중요 경혈에 직접 주입하는 방법이다.

통상적으로 침 치료는 외부에서 신체를 자극하는 외과적 요법으로 보고, 약물 치료는 내부적으로 장기를 자극하는 내과적 요법이라고 생각한다. 그런데 면역 약침은 이 두 가지를 동시에 시행해 치료 효과를 높인다.

약침을 맞은 후에 환자는 침과 한약의 효과를 동시에 볼 수 있다. 한 가지 시술로 두 가지 효과가 발생해 면역 불균형 상태를 빠른 시간 내에 조절함으로써 질병을 치료하고 건강을 회복시킨다. 또한 극소량의 약물로도 기대 이상의 효과를 낸다.

그렇다면 약침에는 어떤 약재가 쓰일까? 면역 약침은 산양산삼과 면역력을 증강시키는 한방 약재들을 주원료로 쓰고 이것을 증류·여과·멸균 과정을 거쳐서 약침액을 만든 다음 시술에 이용한다. 이는 침구학, 본초학, 방제학方劑學 26]의 이론을 결합하여 만든 치료법이다.

면역 약침은 주로 장의 기가 운송되어 주입되는 등쪽의 혈자리인 배수혈背兪穴과 흉복부에 위치해 있는 모혈이자 가슴과 배의 혈 중 장부의

26] 한방약리학

기가 모여드는 복모혈腹募穴에 시술한다. 이곳은 장부의 기가 흐르고 모이는 요충지인 셈이다.

배수복모혈에 임상시술을 한 결과를 살펴보면 장부의 병증을 치료하는 중요한 혈로 이용되고 있다. 그뿐만 아니라 반응점에 침구, 안마, 기타 각종 물리적 자극을 실시하게 되면 증상이 완화되므로 질병 진단과 동시에 질병도 치료할 수 있다.

배수복모혈에 약침을 시술하면 단순히 액을 주입하는 것보다 효과적이다. 즉 면역세포들의 힘을 강하게 함으로써 면역력을 높여 암의 전이 및 재발을 막고 암세포의 사멸을 유도할 수 있다. 암세포로 인해 쇠약해진 기를 보충해주며 항암이나 방사선으로 인해 손상된 정상세포들의 회복을 도와 면역력이 떨어지지 않도록 유지하여 기력을 올려준다.

- 면역 약침의 제조방법
  멸균 상태에서 산삼 증류 후 여과, 살균(KGMP[27]에 기준함)

- 투여방법
  시술부위 – 배수복모혈 / 기타 경혈 / 통증, 질환 부위
  용량 – 테스트 후에 결정

[27] Korea Goods Manufacturing Practice, 우리나라 식약청이 적용하는 의약품, 식품, 화장품 등의 제조 및 품질관리 기준

- 종류 구분

    농도로 구분

- 효과

    **1)** 항암 작용: 면역계를 활성화시켜 면역력을 높인다. 정상적으로 활동하는 면역세포를 이용해서 암세포의 소멸을 유도한다.

    **2)** 수명 연장 및 노화 억제: 산삼을 장기간 복용하면 수명이 연장되고 활성산소를 제거하는 효소의 활성이 매우 높아진다. 따라서 피로 회복, 면역력 증강, 노화 방지의 효과를 볼 수 있고 각종 성인병 예방 치료에도 탁월한 효과가 있다. 또한, 산삼에는 '만톨'이라 불리는 노화 억제 성분이 있어 인체의 면역세포를 젊고 건강하게 유지시킨다.

    **3)** 체력 증강: 암세포로 인해 쇠약해진 기를 보충해주며, 항암이나 방사선으로 인해서 손상된 정상세포들의 회복을 돕는다. 그리고 강화된 면역력이 다시 떨어지지 않도록 돕고 기력을 끌어올린다.

    **4)** 간 보호: 산삼에는 간을 재생시키는 효과가 있어 간염이나 간경화로 인해 손상된 간세포들을 회복시킨다. 간염이나 간경화 등이 간암으로 이환되는 것을 막고 간암 환자들의 치료기간을 단축시키는 효과가 있다.

**면역 수액**

산삼 약침은 산삼의 효과를 보다 빠르고 직접적으로 얻을 수 있는 방법이다. 그러나 산삼의 약효를 100% 활용하지는 못한다는 점에서는 아쉬움이 남는 치료법이기도 하다. 이에 비해 경구용 한약은 한의학의 기미론氣味論에 근거해서 산삼의 '기'와 '미', 두 가지 모두를 취할 수 있는 획기적인 치료방법이다.

한의학에서 말하는 기미론에서 기氣는 한약의 뜨겁고 차가운 정도를 나타내는 것이다. 그리고 미味는 다섯 가지의 맛을 의미한다. 기미를 구체적으로 설명하자면 사기오미四氣五味로 나뉘는데 차가운 성질의 한寒, 뜨거운 성질의 열熱, 따뜻한 성질의 온溫, 서늘한 성질의 양凉의 네 가지를 가리켜 사기四氣라 한다. 그리고 신맛酸, 쓴맛苦, 단맛甘, 매운맛辛, 짠맛鹹의 다섯 가지를 오미五味라고 한다.

산삼의 경우만이 아니라, 한의학에서는 모든 약물이나 음식물에 고유한 성질과 맛이 있다고 본다. 그리고 이들 약물의 네 가지 고유 성질과 다섯 가지 맛에 따라 그 효과가 결정된다. 이처럼 기와 미는 약재의 효과를 반영하는 특성이 있으며 온전한 효과를 얻기 위해서는 이 두 가지 성질을 모두 고려하여 인체에 작용할 수 있도록 해야 한다.

● **면역 수액 제조방법**

산삼 증류액 + 추출액 혼합

- 구분

    농도로 구분

- 투여방법

    용량: 30ml 앰플

    1일 2~3회

### 비훈법 鼻熏法

　　비훈법은 기관지 천식이나 만성 폐쇄성 폐질환 같은 호흡기와 관련된 질환의 치료를 위해서 개발되었다. 따라서 에어로졸 혹은 가루 형태로 만든 약물을 흡입해서 비점막 및 폐로 직접 전달한다. 이때 효과적으로 전달하기 위해 약물을 기도에 투입할 수 있도록 특수하게 고안된 보조기구 네뷸라이저 nebulizer를 이용한다.

　　이 치료법은 고용량의 약물을 모세혈관층과 림프 관계가 발달한 비점막과 폐점막에 직접 전달할 수 있으므로 치료 효과를 극대화할 수 있다는 것이 커다란 장점이다. 또 입으로 복용했을 때 따르는 부작용을 줄이고 빠른 치료 효과를 얻을 수 있는 이점도 있다.

　　그렇다면 코로 흡입을 하는 방식이 입으로 약을 복용하는 것만큼 효과가 있을까? 일반적으로 생각했을 때는 그 효과에 의문이 들겠지만 한의학의 치료 방식을 알고 보면 즉시 의문이 사라질 것이다.

　　한의학에서는 입은 땅의 기운과 통하고, 코는 하늘의 기운과 통한다고 본다. 따라서 입은 음의 기운을 돕고, 코는 양의 기운을 돕는다. 하늘은 맑음을 주관하기 때문에 코는 형체가 있는 것을 받지 못하고 형체가 없는 기를 받는다. 반면에 땅은 흐림을 주관하기 때문에 입은 형체가 있는 것과 없는 것도 다 받는다. 따라서 입으로 약을 먹지 못할 때 코로 약을 흡입해도 커다란 효과를 볼 수 있다는 것이다.

이러한 치료법은 일찍이 『동의보감』에도 소개된 바 있다. 『동의보감』을 보면 풍을 맞아 위급한 상황에 놓인 환자가 약을 먹지 못할 때 빠르고 강한 효과를 보기 위해서 약을 달인 김을 코로 흡입해서 치료한 기록이 있다.

그뿐만 아니라 당나라 왕태후가 풍을 맞아서 맥이 잠기고 이를 악물었을 때도 비슷한 방식으로 치료한 기록이 남아 있다. 명의 허윤종은 환자의 병증을 보고 이렇게 말했다.

"이미 약도 넘기지 못하게 되었으니 약을 달이면서 김을 쏘여 약 기운이 주리에 들어가게 하면 하루 지나서 나을 것이다."

허윤종의 지시대로 황기방풍탕을 진하게 달여서 몇 말을 침대 밑에 놓고 안개 같은 김을 쏘이게 했다. 그러자 왕태후는 그날 밤에 말을 했다고 한다.

중풍으로 맥이 잠기고 이를 악물었을 때는 기를 세게 보하지 않으면 안 된다. 그러나 입을 다물 정도로 위독한 상황에서 탕약을 쓰다가는 자칫 잘못하면 치료시기를 놓치게 된다. 바로 이럴 때, 약을 달여 김을 쏘여서 입과 코로 약 기운이 들어가게 해야 한다.

### 발효환약

발효환약법은 우리 선조들의 지혜가 담긴 '발효'라는 전통을 통해서, 과학적으로 접근한 치료법이다. 다양한 면역기능을 가진 한약재를 이용해서 약재의 유효한 성분들을 보다 쉽고 많이, 그리고 빨리 우리 몸이 받아들이도록 개발하여 체내 흡수율과 생체 이용률을 향상시킨 것이다.

발효는 효소와 미생물에 의해서 진행되는데 이 과정에서 우리 몸에 이로운 항산화 물질, 항암 물질, 면역증강 물질 등의 생리활성 물질이 만들어진다. 이러한 물질들은 음식물의 1차적 분해를 담당해서 소화기관에서부터 영양분의 흡수율이 높아지게끔 도와준다.

발효의 놀라운 효과는 일찍이 식품으로도 증명되어 널리 알려진 바 있다. 발효식품들이 알레르기와 아토피는 물론 암, 만성질환 환자들에게 좋다. 먹어도 탈이 안 나고 소화가 잘 되는 것도 발효의 기본 원리 때문이다.

### 온열 요법

건강과 체온의 상관관계는 우리가 생각하는 것보다 훨씬 더 긴밀하다. 온열 요법은 건강을 유지하는 데에 중요한 요소로 작용하는 체온과 관련된 치료법이다. 온열 요법의 원리를 간단하게 설명하면 몸을 따뜻하게 해서 우리 몸의 면역력을 향상시키는 것이다.

그렇다면 몸을 따뜻하게 하는 것이 면역력을 키우는 데에 어떤 도움이 될까? 몸을 따뜻하게 하면 혈액순환도 잘 되고 세포의 경우 교감신경보다는 부교감신경이 작동하면서 림프구도 늘어나 면역력의 향상으로 이어진다. 예를 들어 우리가 감기가 걸렸을 때 몸에서 열이 나는데 이 같은 발열 현상은 림프구의 활동이 활발해진 것을 의미한다.

우리 몸에 있는 대부분의 암세포는 약 38.5도에서 42도 사이에서 파괴된다. 이에 반해 정상세포는 체온이 47도까지 올라가도 지장을 받지 않는다. 따라서 이러한 온도의 차이를 이용해서 체온을 43도까지만 유지를 해주면 면역력이 높아지고 암세포가 파괴되는 효과를 볼 수 있다.

온열 요법에 의한 암 치료의 핵심은 인체의 내부의 온도를 40도 이상으로 올리고 몸 전체를 따뜻하게 만드는 데에 있다. 온열 요법에 포함되는 치료법에는 한의학의 전통적인 치료방법인 뜸과 새로운 온열 치료 방식인 바이오포톤이 있다.

● 면역 쑥뜸

쑥의 다양한 효능은 일찍부터 널리 알려졌다. 우리나라뿐만 아니라 전 세계적으로도 오래 전부터 쑥을 식용 및 약용으로 이용했다. 그중에서도 특히 동양의학에서는 여러 가지 질병의 치료를 위해 자연 요법으로 쑥을 사용해왔다. 특히 쑥을 이용한 온열 자극이나 연기, 증기 등을 쏘이는 쑥뜸은 예로부터 전해 내려온 전통적인 치료법으로 확실하게 자리 잡았다. 『동의보감』에도 '일구이침삼약一灸二針三藥'이라는 구절이 기록되어 있는데 이는 '침과 약으로 효과가 없을 때에는 반드시 뜸을 떠서 치료하라.'라는 뜻이다. 그 정도로 부작용이 적으면서 효과는 큰 치료법이 바로 쑥뜸이다.

● 뜸의 구체적 활용

질환, 증상에 따른 개인별 맞춤 처방을 할 수 있다. 회음뜸이라 하여 둔부(즉 자궁), 항문, 요도, 비뇨생식기에도 가능하며, 전체적인 순환 장애나 손발저림, 불면을 앓고 있는 환자들의 발에 놓는 용천뜸, 오장육부의 기혈 순환을 돕고 면역 증강의 기본이 되는 복부에 놓는 복모뜸이 있다. 또한 스트레스, 불안, 초조, 불면, 화병을 치료하기 위해 흉부에 놓는 전중뜸도 있으며 두통, 상기, 현훈, 화병, 비염을 위해 머리에 놓는 백회뜸도 있다.

● 뜸의 효능

냉기를 제거해서 기혈의 흐름을 순조롭게 한다. 이렇게 되면 몸에 있는 어혈이 풀리고 통증이 완화된다. 또한 체온이 상승한다. 그로 인해 자연치유 능력이 생기고 저항력, 면역 기능이 같이 높아진다. 허한 기를 보충하고 모세혈관을 확장시켜 혈색이 좋아지며 전신의 혈액순환도 촉진된다.

소화기 계통에 작용해서 위장의 운동을 활성화하기도 한다. 위장이 왕성하게 활동하면 식욕이 생기고 변비와 설사가 치료된다. 그리고 긴장이 완화되는 효과도 있다. 그러므로 우울증, 불면증, 조급증 등 정신적인 면에서 안정을 얻을 수 있다. 그뿐만 아니라 몸속의 노폐물과 독소를 분해하거나 제거하고 몸 밖으로 배출하는 것도 돕는다. 여드름, 기미, 아토피 피부염 치료에도 쓰이고 인체의 균형을 잡아주거나 질병의 진행을 억제하는 역할도 한다.

● 암과 뜸

온열 요법은 암을 치료하는 데 있어서 가장 좋은 치료법으로 주목받고 있다. 암세포가 열에 약한 성질을 띠기 때문에 높은 온도에서는 암이 없어진다. 이 사실은 연구 결과로도 발표된 바가 있다. 1978년 일본의 한 의사가 연구한 결과, 암세포는 39.6도 이상에서 10일 정도 지나면 전멸하는 것으로 밝혀졌다. 그러나 정상세포는 손상을 입지 않았다.

온열 요법으로 암을 치료하는 방법의 핵심은 인체 내부의 온도를 어떻게 40도 이상으로 올리느냐는 것이다. 밖에서 아무리 열을 가해도 여간해서는 몸의 내부까지 따뜻해지지 않는다.

이렇게 되면 몸의 표면에 생긴 암에는 효과가 있겠지만 내장에 생긴 암에는 별다른 효과를 내기 어렵다. 또한 이런 방법으로는 몸의 어느 한 부분은 따뜻해질 수 있겠지만 몸 전체를 따뜻하게 하기가 쉽지 않다. 이럴 때 별뜸[28]을 뜨면 내부 장기에 50도 전후로 열기가 전달되므로 뜸의 뜨거운 열이 암세포에 닿아 더 이상 증식하지 못하게 막는다.

복부의 하부를 기본으로 해서 꾸준하게 하고 증상이 나타나는 부위에 따라서 뜸을 뜨면 좋은 효과를 기대할 수 있다.

● 뜸 치료 시 주의할 사항

가장 주의해야 할 것이 화상이다. 뜸 치료는 피부에 무균성 염증을 유발해서 면역력을 증강시키는 데 목적이 있다. 그러나 환자에 따라 면역력이 많이 저하되었거나 당뇨와 같은 만성질환을 앓는 경우에는 감염의 우려가 있다. 따라서 뜸 치료를 할 때는 신중을 기하며 화상 이후의 관리에 주의해야 한다. 만약 화상을 당했다면 재빨리 소독하고 냉찜질을 한 뒤 피부염과 같이 환부에 바르는 연고인 자운고를 발라야 한다. 혹은 화상을 입은 주변에 침을 놓아 치료하는 화상침법을 활용해도 된다.

● 바이오포톤

바이오포톤은 인체에 흡수성이 뛰어난 다이나믹 파동 에너지를 생체의 심부(40~50밀리미터)까지 전달하는 온열기기를 뜻한다. 이 기기를 이용하면 인간과 동식물의 성장에 필요한 4~14미크론 파장의 빛을 상온에서 지속적으로 방사할 수 있다.

암 환자가 이렇게 방사되는 빛을 쬐면 혈류가 활성화되고 심부의 체

---

28) 경락진단 학회에서 개발되어 특허 출원된 '별뜸'은 쑥뜸의 문제로 지적되던 연기와 냄새가 생기지 않고 상처가 생길 위험이 없다. 또한 한 시간 이상 해도 안정하고 편리하다는 장점이 있다.

온이 상승하며 면역력 역시 상승한다. 또 활성산소로 인해 세포가 과산화되고 지질화되는 현상을 억제하여 동맥경화를 방지하는 효과도 볼 수 있다. 마지막으로 자외선과 산성화로부터 피부를 보호하기도 한다.

### 침법

침법에는 크게 세 가지 종류가 있다.

그 첫 번째가 동씨침법이다. 중국의 동사董師 경창景昌 선생이 만든 것으로 이 침법은 기奇와 혈穴을 운용하며 기를 보하는 일과 나쁜 기운을 몰아내는 일을 뜻하는 보사補瀉에 구애되지 않는 것이 특징이다. 동씨침법은 요통, 디스크, 오십견, 근육통 등 통증성 질환에 특히 좋다. 동씨침법에서 사용하는 혈자리를 동씨기혈이라고 부르기도 한다.

두 번째가 오행침법이다. 보편적으로 침을 시술하는 혈자리인 12경락을 오행五行의 속성별로 나눈 오수혈五兪穴을 사용하는 침법이다. 이 침법은 오행의 상생相生과 상극相克의 원리를 이용해서 병을 치료한다.

마지막으로 운기통합 승강침법이라는 방법도 있다. 이는 『황제내경』의 운기運氣 이론과 경락 이론을 바탕으로 경맥經脈의 흐름과 밸런스를 조절하는 침법이다.

### 고압산소 요법

고압산소 요법은 의학계에서 100년 이상 사용되어 온 전통적인 치료법이다. 이 치료법은 우리나라뿐만 아니라 전 세계에서 널리 이용되고 있다. 그렇다면 고압산소 요법은 무엇일까? 고압산소 요법이란 2.5~6 기압(해수면에서의 산소 압력은 1기압)의 고압상태에서 100%의 산소를 일정 시간 동안 간헐적으로 공급해주는 것을 말한다. 이때 산소는 고압 산소 탱크를 통해서 제공된다. 이 치료법은 인공적으로 대기압보다 기압이 높은 환경을 만들어서 환자가 그 안에서 고농도의 산소를 계속 흡입하도록 한다. 이렇게 되면 환자의 혈액 중의 녹아 있는 산소의 양이 급속히 증가한다. 이렇게 산소의 양이 증가하면 환자의 몸에 전신, 또는 부분적으로 발생한 만성 또는 급성의 저산소증을 신속히 개선하고 치료할 수 있다.

### 경혈순환 요법

경혈순환 요법은 심신이완 요법 중 하나로 경혈을 자극하여 기와 혈을 순환하게끔 도와주는 치료방법이다. 이 요법 안에서도 질환과 증상에 따라서 여러 가지 치료법이 나누어지지만 가장 대표적인 치료법은 발을 자극하는 것이다.

발은 발등과 발바닥을 모두 합쳐도 그 면적이 우리 몸의 2%에 불과하다. 그러나 발은 몸 전체를 지탱하고 균형을 유지하는 중요한 역할을 한다. 또 심장에서 방출된 혈액이 온몸을 돌아다니며 영양분과 산소를 공급하다 가장 나중에 도착하는 곳이기도 하다. 따라서 발에는 하루에 60~100리터의 혈액이 통과하기 때문에, 발만 잘 관리해도 혈액순환이 원활해질 수 있다. 반면 혈액순환에 문제가 생기면 발이 차가워지거나 뜨거워지며 각종 질병의 원인이 된다. 한의학에서는 경혈순환 요법을 통해서 발바닥과 발등을 자극한다. 이로써 몸의 자연치유력을 극대화할 수 있다.

동양의학의 기본서인 『황제내경』에도 발 마사지의 효과에 대해 이야기하고 있을 정도로 효과가 좋은 치료방법이다. 흔히 발에는 몸의 모든 기관이 있다고 한다. 발의 어느 부분을 자극하는 것은 인체의 각 기관에 상응하는 지점을 자극하는 것과 같다. 발을 잘 마사지하면 몸의 독소를 배출하고 기능을 활성화할 수 있다.

● 자극 시간

주 2~3회 1회 15분 이내

● 개인별 맞춤 처방

전체적인 순환 장애, 손발저림, 불면을 앓고 있다면 발을 자극하는 '용천안교'를 이용한다. 만약 오장육부의 기혈 순환, 변비, 설사, 복통을 앓고 있다면 복부를 자극하는 '복모안교', 스트레스, 불안, 초조, 불면, 화병이 있을 때는 흉부를 자극하는 '전중안교', 두통이나 어지럼증 등을 비롯한 외상 후 기가 막히거나 뭉치는 병일 때는 머리를 자극하는 '태양안교'로 해야 한다.

### 명상과 요가

'요가'라는 단어는 산스크리트어로 결합을 의미하는 단어인 '유즈(Yuj)'를 어원으로 삼아 파생된 단어이다. 따라서 요가는 마음을 긴장시켜 어떤 특정한 목적을 향해 정신과 신체가 결합, 합일하는 체조라고 보면 된다.

엄밀히 말해서 요가를 의학적인 치료라고 볼 수는 없지만 명상과 요가를 함으로써 자연치유력을 키울 수 있는 것만은 분명하다. 실제로 요가는 마음과 몸을 정화시켜주고 심신의 피로를 푸는 데 효과적이며 스트레스를 해소시켜주기도 한다. 그뿐만 아니라 인체 내부의 면역성과 세포의 자생력을 높이고 신경호르몬과 신진대사의 기능이 향상되는 효과를 볼 수도 있다.

요가의 이러한 장점 때문에 많은 암 환자들이 명상과 요가를 병행해 몸과 마음을 정화시킨다. 또 요가와 명상을 통해서 자연치유력을 키우고 면역력을 활성화시키면 더 좋은 결과를 얻을 수 있다.

● 복식호흡

아랫배를 이용해서 호흡을 하는 복식호흡은 요가의 가장 기본이다. 명상을 할 때나 요가 동작을 할 때 복식호흡이 병행되어야 한다. 이 호흡은 오장육부를 정화시키고 몸과 마음의 흐름에 의식을 집중시켜 기혈의 흐름을 원활하게 해준다.

● 명상

자신의 몸과 마음을 바라보는 시간을 가짐으로써 모든 집착을 버리고 부정적인 마음, 고집과 욕심, 시기심을 버리고 나의 본질을 파악하는 길을 열어준다. 특히 절망적이고 부정적인 생각에 빠지기 쉬운 암 환자들에게 명상은 정신력을 강화하는 역할을 한다.

● 요가 동작과 자세

다양한 요가 동작을 취함으로써 신경호르몬과 신진대사의 질서와 균형을 얻을 수 있다. 또 내분비 계통의 기능을 증진시켜 스트레스에 대한 저항력을 갖게 해준다. 따라서 오랜 항암 치료로 인해 예민해질 대로 예민해진 암 환자들에게 요가는 큰 도움이 된다.

● 요가의 항암 효과

암 환자들은 대개 항암과 약물의 부작용으로 기혈의 순환이 제대로 이루어지지 않는 경우가 많다. 이럴 때 요가를 통해서 근육을 지속적으로 이완시켜주고 스트레칭을 해주면 혈액순환이 원활해진다. 이는 곧 면역의 균형과 유지로 이어진다. 또한 암 환자들이 느끼는 우울함, 죄책감, 불안감을 떨칠 수 있다. 명상을 통해서 맑은 심신을 유지하면서 지친 몸과 마음을 치유해 심리적인 안정을 도모한다.

격렬한 운동을 할 수 없고, 해서도 안 되는 암 환자들이 요가를 하면 근력 기능이 강해져서 통증이 줄고 자연스럽게 건강관리도 할 수 있다.

또한 심신을 이완시켜 면역 약침의 흡수율을 높인다.

### 웃음 치료

웃음으로도 암이 치료될까? 웃음 치료의 효과가 여러 매체를 통해서 알려지면서 이제 일반인들도 웃음이 건강을 유지하는 데에 도움이 된다는 것은 알고 있다. 하지만 웃음으로 암을 치료할 수 있다는 말은 다소 생소하게 느껴질 것이다. 왜냐하면 아직까지 많은 사람들은 웃음을 건강한 삶을 살기 위한 수단 정도로만 인식하지 난치병을 치유하는 역할을 해낼 정도의 효과가 있을 것이라고는 생각하지 않기 때문이다. 하지만 웃음 치료를 통해서 얻을 수 있는 다양한 효과에 대해서 알고 나면 그것이 하나의 선입견에 지나지 않았다는 생각을 하게 될 것이다.

웃음 치료가 무엇인지 알기 위해서는 웃음의 역할부터 알아야 한다. 웃음이란 눈에 보이지 않는 즐거움을 실체화해서 표현하는 것이다. 따라서 웃음 치료란 웃음을 통해서 신체와 정신을 건강하게 하고 환자가 행복을 찾을 수 있도록 도와주는 일종의 인지행동 치료라고 보면 된다.

웃음 치료의 대상은 따로 정해져 있지 않다. 특정한 병을 앓는 사람이나 건강한 사람은 누구나 웃음으로 정신과 신체를 건강하게 할 수 있다. 따라서 암을 이겨내고 있는 환자들에게 웃음 치료는 긍정적인 영향을 미친다. 특히 많이 웃는 것만으로도 면역이 향상하기 때문에 웃음 치료와 다른 면역 치료를 병행하면 그 효과가 배가 된다. 또 암 환자들이 고질적으로 겪는 통증과 불면증을 완화해주는 역할을 하기도 한다.

그뿐만 아니라 질병으로 인한 스트레스를 줄여주고 흐트러진 자아상을 긍정적으로 만들어주며 삶의 질을 한 단계 높여주기도 한다. 무엇보다 환자에게 잠재되어 있던 치유 능력을 끌어올리는 것이 웃음 치료를 통해서 얻을 수 있는 가장 커다란 효과다. 그러면 이쯤에서 웃음 치료로 입증된 치료 효과에 대해서 구체적으로 살펴보자.

● 웃음 치료의 효과

웃음은 엔도르핀, 세로토닌, 도파민, 옥시토신의 분비를 돕는 천연 항우울제다. 특히 암으로 인해 우울증을 앓는 환자에게 꼭 필요한 항우울 성분인 도파민이 웃을 때 분비된다. 웃음 치료를 통해서 항우울 성분 물질의 분비가 원활해지면 암으로 인한 우울증을 예방하고 극복할 수 있다. 또한 웃을 때 나오는 엔도르핀과 엔케팔린과 같은 물질은 마약성 진통제보다 강력한 진통 효과를 가진 천연 진통제다. 통증을 완화시켜줄 뿐만 아니라 우리 몸에서 분비되는 천연물질이기 때문에 그 어떤 부작용도 없다.

그리고 많이 웃으면 침의 분비량이 증가하여 소화 효소가 왕성하게 분비되고 장의 운동도 활발해진다. 섭식 장애를 앓는 암 환자들에게 효과가 있는 천연 소화제인 셈이다. 게다가 수면파를 자극해서 불면증을 앓는 암 환자들의 숙면을 유도하는 천연 수면제이기도 하다.

웃음은 NK세포를 활성화시키기 때문에 웃으면 암세포에 대한 탐식

작용이 활발해진다. 그리고 스트레스 호르몬을 감소시키고 심신이완 효과를 가져와 혈당을 떨어뜨린다. 심박수를 증가시켜 혈액의 순환량도 증가하게 만들어 심장마비나 뇌졸중을 예방할 수도 있다. 근육을 이완시키고 스트레칭 효과를 얻을 수 있어서 피로감을 줄이기도 하고 감마 인터페론, 글로불린과 같은 항바이러스 물질의 분비가 왕성해져 바이러스에 대한 저항력을 키우기도 한다. 또한 쾌감중추가 자극이 되어 섭식중추를 억제해서 필요 이상으로 많은 음식을 섭취하는 것을 막기 때문에 다이어트 효과가 있다.

이렇게 웃음으로 인한 효과는 생각보다 다양하고 기대 이상이다. 물론 웃음 치료가 만병통치약이거나 암의 근본적인 치료가 가능하다고 주장하는 것은 아니다. 하지만 암 환자에게 잠재되어 있는 신체적, 정신적, 사회적 능력을 극대화해서 건강을 되찾는 데 도움을 주는 것만은 확실하다.

### 한방물리 요법

물리 치료란 한의학과 서양의학을 막론하고 기계적인 메커니즘을 응용하여 치료하는 치료법이다. 이러한 물리 요법의 임상적인 측면을 연구하는 학문을 따로 물리 치료학이라고 일컫기도 한다. 한의학의 물리 치료와 서양의학에서 행하는 물리 치료의 차이점은 자극의 대상에 있다. 한의학에서는 물리 치료의 대상을 기와 혈이 흐르는 통로인 경락과 내부 장기의 반응점인 경혈에 두는 반면, 현대 서양의학은 근육·신경·혈관 및 관절의 운동 등을 주요한 대상으로 삼고 있다.

물리 치료를 하는 목적도 서로 다르다. 한의학에서는 전신적이고 생리적인 균형조절을 위주로 하고 인체의 표면을 자극함으로써 내부 장기의 기능을 조절하지만 서양의학에서는 몸의 한정된 부분에 진통을 완화하고 운동 장애를 개선하는 데에 주안점을 둔다.

그리고 인체를 자극하는 방식에 있어서도 차이를 보인다. 현대 서양의학은 온열과 전기, 광선, 방사선, 원자력에 이르기까지 과학적인 기기들을 개발해서 이용하는데 한의학에서는 주로 자연적인 인자를 이용해서 치료를 하고 자연발생적인 힘을 응용한다.

흔히 한방물리 치료라 하면 가장 대표적인 치료법으로 침술을 연상하는데 넓은 뜻에서는 침술도 물리 치료의 한 방편이다. 그러나 침술은 한방 임상의 독립된 분야로 개발되어왔기 때문에 별도로 다루는 것이 맞다. 따라서 일반적으로 한방물리학이라 하면 팔, 다리 운동을 하고 안마를 하는 치료법인 '도인안교導引按蹻'에서 비롯된 여러 체조 요법과 약물이나 기구 대신에 손으로 치료하는 방법인 '수기조절법手技調節法', 몸의 특정 부위에 부항을 붙여 독소를 배설시켜 질환을 치료하는 방법인 '부항요법附缸療法', 물 또는 수증기로 자극을 주어 치료에 응용하는 방법인 '수치요법水治療法' 등을 말한다.

한방물리 요법은 인류의 역사와 더불어 시작되었다고 할 수 있다. 따라서 한방물리 요법은 가장 원시적인 치료방법이라고 봐도 무방하다. 왜냐하면 이 치료법은 환경에 순응하며 생존하기 위해서 본능적으로

취했던 여러 가지 반사적 행동이 발전해서 완성된 것이 때문이다.

근대에 들어서 서양의학, 특히 병리조직학의 발전으로 한방물리 요법도 민간 요법이나 역사적 유물로 간주되며 소외된 것이 사실이다. 그러나 오늘날 물질문명이 한계에 이르면서 인류의 눈길은 다시 동양의학의 신비에 주목하고 있다. 여기에 침술이 세계적인 붐을 일으켜 한방물리 요법도 각광을 받기 시작했다. 특히 지압과 도인안교는 물질문명의 발달과 함께 늘어나는 지체 부자유 환자의 재활을 돕는 데 효과가 있다. 또 여러 가지 노인성 질환에도 침술이나 서양의학이 따를 수 없는 한방물리 요법의 효능이 알려져 다양하게 이용되고 있다. 그리하여 한방 임상에 있어서 종래에는 약과 침에만 의존해 단조롭던 치료방법이 한방물리 요법의 병행으로 다양하고 효율적인 임상 치료가 가능해졌다.

### 식이 요법

우리 인체에 가장 중요한 면역 시스템인 소화, 흡수기능이 한 번 무너지기 시작하면 건강 상태에 적신호가 들어온다. 암 환자의 경우에는 일반인들보다 더욱 위험하다. 왜냐하면 휴지기에 숨어서 전력을 가다듬던 암세포가 다시 공격을 할 때 면역력이 확보되어 있지 못하면 암세포의 공격을 방어하지 못하고 전신으로 전이되기 때문이다.

특히, 말기 암인 경우 암의 세력과 면역세력 사이에 휴전을 하고 암세포가 재공격을 하지 못하도록 전력을 강화하는 것이 급선무다. 따라서 암 환자의 생명을 연장시키기 위해서는 관리된 식단과 식이 요법의 실천이 반드시 필요하다. 따라서 암 환자와 식사법은 일반인의 그것과는 달라야 한다. 그러면 여기서, 암 환자에게 추천할 만한 식사법이 무엇인지 자세히 알아보자.

한마디로 말해서 암 환자에게는 식물성 식단이 좋다. 식물성 식단이란 다양한 채소, 과일, 통곡물, 콩, 가금류와 생선, 저지방이나 무지방 유제품이 포함된다.

위에서 열거한 음식들의 특징은 발암물질을 중화하는 식물성 화학물질과 항산화 물질을 포함하고 있다는 점이다. 그러므로 이러한 음식을 꾸준하게 섭취하면 발암 과정 초기의 세포를 정상으로 되돌리는 데에 도움이 된다. 그리고 식물성 식단은 자연적으로 식이섬유가 풍부해서 암으로부터 몸을 보호하는 데에도 기여한다.

일반적으로 암 환자들이 무기력하고 완치되고자 하는 의지를 갖지 못하는 것은 음식 섭취와 관련이 있다. 음식의 섭취가 부자연스러워지면 식욕을 잃기 때문에 기력이 쇠해지고 더 나아가서는 부정적인 생각과 신경질, 우울증으로 괴로워한다. 완치를 향한 환자들의 의지를 돋우기 위해서라도 의사들은 암 환자들을 상대로 영양섭취의 중요성을 강조해야 한다. 의사와 마찬가지로 영양사들 역시, 위장관의 소화와 흡수를 돕고 소화 기능을 활성화하는 음식과 식단을 개발하는 일에 열정적으로 참여해야 한다.

- 영양공급의 원칙

    1) 정상세포는 충분한 영양을 섭취하도록 하고 암세포의 영양은 억제한다.

    2) 혈당(고칼로리 탄수화물과 동물성지방)을 과잉 섭취하지 않는다.

    3) 혈당을 천천히 증가시키는 탄수화물을 섭취한다.

        예) 현미잡곡밥

    4) 칼로리가 적으면서 면역 영양물질이 충분한 필수 영양물질을 공급한다.

    5) 20% 내외의 단백질을 섭취한다.

        예) 현미, 식물성 단백질(버섯, 콩류, 두부류), 흰살 생선, 해산물

    6) 20% 이내의 저지방을 섭취한다.

        예) 식물성 지방(씨앗류), 오메가3 지방추출물

    7) 충분한 식이섬유를 섭취한다.

        예) 채소와 과일

    8) 비타민 A, B, C, D, E, K를 충분히 섭취한다.

        예) 도정 안 한 곡류, 과일, 야채 등의 천연 영양제

    9) 미네랄을 충분히 섭취한다.

        예) 도정 안 한 곡류, 과일, 야채 등의 천연 영양제

    10) 파이토케미컬 Phytochemical 을 지속적으로 섭취해야 한다.

        예) 과일과 채소

● 파이토케미컬의 섭취

　파이토케미컬이란 우리 몸에 꼭 필요한 생리활성 물질이 포함된 자연물질로 과일, 채소, 곡류 등에 함유되어 있다. 이 물질은 비타민, 무기질, 섬유소 등의 영양소와 더불어 우리 몸이 건강해지도록 도와준다. 주로 과일과 채소의 색에 따라서 파이토케미컬의 효과를 분류하는데 항산화 작용, 해독작용, 면역기능, 호르몬작용, 항박테리아, 항바이러스 등의 기능이 있다. 따라서 다양한 색의 과일과 채소를 섭취하는 것이 암이나 심장질환 같은 만성질환에 걸릴 위험성을 줄인다.

1) 빨간색: 토마토, 딸기, 수박, 석류, 빨강 피망, 빨강 고추, 껍질째 먹는 사과, 체리, 래디시

2) 주황색: 당근, 호박, 자몽, 단감, 오렌지, 귤, 살구, 애플망고, 고구마, 연어

3) 노란색: 파인애플, 바나나, 레몬, 노랑 파프리카, 옥수수, 강황, 겨자, 현미, 통곡물

4) 초록색: 브로콜리, 피망, 키위, 양상추, 풋고추, 시금치, 근대, 케일, 무청, 완두콩, 아스파라거스

5) 파란색: 블루베리, 등 푸른 생선

6) 남색: 포도, 오디, 자두, 건포도, 절인매실

7) 보라색: 적채, 갓, 머루, 레드와인, 복분자

8) 흑색: 검정콩, 검정깨, 미역, 다시마, 김

9) 백색: 무, 배추, 흰살 생선

## ▶면역 치료, 실제로는 어떻게 진행되나?

　한방 병원에서 이루어지는 면역치료 프로그램은 통상적으로 세 가지 단계를 밟는다. 첫 번째 단계에서는 면역 재정비, 두 번째 단계에서는 신체 밸런스 조절, 세 번째 단계에서는 면역력 강화 관리를 주안점으로 둔다.

　암은 누적된 생활습관의 문제와 면역력 저하로 발생한다. 암 환자들은 암에 걸렸다는 사실 자체만으로도 면역력이 많이 떨어져 있다고 보면 된다. 여기에 암 진단에 따른 스트레스나 항암 치료, 수술 등으로 기력이 많이 소모된다. 이 상태를 계속 방치하면 암은 계속 커지고 다시 환자의 면역력은 약해지는 악순환이 반복된다.

　따라서 면역 프로그램의 1단계에서는 이러한 악순환의 고리를 끊고 환자가 원기를 적극적으로 보하고 몸에 쌓인 독소를 배출하는 것을 우선으로 한다. 더 이상 면역력이 약해지지 않도록 막는 단계이기 때문에 겉으로 보이는 증상의 변화를 기대할 수는 없다. 또 환자의 경우에 따라 면역력이 심하게 약해진 경우 치료가 4주보다 더 길어질 수도 있다.

　두 번째 단계에서는 몸의 원기가 어느 정도 보충되었으므로 신체

기능을 조절하고 균형을 잡아준다. 이 때는 환자 스스로 병을 이겨낼 수 있도록 터닝 포인트가 마련되는 단계이기도 하다. 그래서 겉으로도 차츰, 컨디션의 변화가 나타나기 시작한다. 수술과 항암 치료 등 양방과 한방을 병행하려는 환자들도 두 번째 단계까지는 치료를 받는 것이 좋다.

세 번째 단계는 면역력의 유지와 관리를 가능하게 한다. 암 환자는 지속적으로 스트레스를 받고 항암 치료나 방사선 치료를 병행하느라 면역력을 유지하는 것이 쉽지 않다. 스스로 암을 이겨낼 수 있는 힘을 유지하고 강화하기 위해서는 세 번째 단계가 꼭 필요하다. 환자에 따라 다르지만 통상적으로 이 단계에서 환자들은 눈에 띄게 증상이 호전되고 종양의 성장이 멈추거나 크기가 줄어든다.

이밖에도 과로, 과식, 운동 부족 등의 불규칙한 생활습관으로 인한 증상은 침과 쑥뜸으로 다스린다. 침과 쑥뜸은 부교감 신경을 자극해서 과로와 과식, 운동 부족으로 인한 문제를 다스린다. 그리고 식이요법으로 육식, 삼백식(설탕, 밀가루, 화학 조미료), 유가공품, 가공식품의 섭취를 절제해 환자가 고칼로리, 고단백, 고지방식을 피하도록 도와준다. 마지막으로 불안감이나 절망감, 좌절감과 스트레스를 웃음 치료나 심리 치료로 다스린다.

## 한방 병원의 의료 서비스, 어떻게 이루어지나

통상적으로 암 환자가 처음 한의원을 찾아가면 환자와의 상담만을 전문으로 담당하는 상담 실장을 만난다. 상담을 통해서 진료 및, 치료 과정에 대한 전반적인 안내와 상담을 통해 궁금증을 해결하고 진료시 필요한 사항을 환자가 미리 준비해서 진료가 원활하게 이루어질 수 있도록 돕는다.

본격적인 치료가 시작되면 면역 치료를 받는 모든 환자들에게 맞춤식 자료를 제공한다. 환자뿐만 아니라 보호자에게도 면역 치료에 대해 알리고 암 환자의 보호자로서 어떤 역할을 수행해야 할지에 대해서 교육을 시행한다.

치료를 받는 과정에서는 환자 개개인이 자신을 전담하는 간호사에게 도움을 받을 수 있다. 한방 병원의 간호사들은 양방, 한방의 풍부한 간호 지식을 바탕으로 환자의 고통을 최소한으로 줄여주는 역할을 한다.

# 3장

# 면역, 암 정복에 도전한다

## ▶ 암으로부터 자유롭지 못한 우리들

현대인은 누구나 암으로부터 자유롭지 못하다. 암에 걸리느냐, 걸리지 않느냐 하는 건 모두 면역에 달려 있다.

한번 암에 걸린 환자들도 면역을 높이면 전이와 재발을 방지할 수 있다. 암투병을 해봤던 사람이라면 누구나 재발과 전이에 대한 두려움을 느낀다. 암이 치료되었으나 잠정적으로는 언제 또 암에 걸릴지 몰라서 불안에 떨어야 한다면 그것은 진정한 의미의 치료라고 볼 수 없다.

### 수술 전에도, 후에도 치료가 필요하다?

"선생님, 수술 전에도 치료가 필요해요?"

"수술이 잘 됐는데도 별도로 치료를 받아야 하나요?"

많은 사람들이 수술 전과 후에 치료를 받아야 된다고 하면 고개를 갸웃한다. 수술만으로도 치료가 될 텐데 수술 전후에 치료가 왜 필요한지 모르겠다는 것이다.

예를 들어 암 진단을 받고 종양 제거 수술이 예정인 환자가 있다고 하자. 이 사람에게는 여러 가지 준비가 필요하다. 즉 성공적인 수술에 대비해서 정신적, 신체적 준비를 해야 한다. 그런데 대부분의 환자들이 수술을 앞두고 특별한 조치를 취하지 않고 수술받을 날을 마냥 기다리기만 한다.

그러나 이 기간에 환자가 받는 스트레스와 정신적인 불안감은 이루 말할 수 없을 정도로 크다. 따라서 가만히 앉아 수술을 기다리고 있을 게 아니라 체력을 강화하고 원기를 보해서 면역력을 극대화해야 한다. 그래야 수술에 대한 불안감을 극복하고 수술 후에 빠른 회복이 가능하다. 또한 수술 후유증을 최소화하며 수술 후에 이어질 치료에 대비할 수 있다.

아무리 수술이 성공적으로 끝났다고 해도 수술 후 치료는 반드시 필요하다. 실제로도 대부분의 암 환자들이 수술 후에 전신 무기력증을 호소한다. 이렇게 전신 무기력증이 오는 이유가 바로, 한의학에서 말하는 정기가 많이 허약해졌기 때문이다. 기가 허약하면 면역기능이 떨어지고 암세포의 발생률은 높아진다.

수술 후 후유증은 정신적 스트레스, 장부 기능의 상실과 약화, 통증,

전신 무기력감과 체력 저하 등 이루 말할 수 없이 다양하다. 이렇게 여러 종류의 후유증들을 최소화하고 극복해야만 이후에 따라오는 항암, 방사선 치료 등에 대한 대비를 할 수 있다. 재차 강조하지만 암은 치료뿐만 아니라 재발 방지, 예방 차원의 적극적인 치료가 더욱 중요한 질병이다.

### 수술 전에 면역을 키워라

서양의학에서는 암을 치료하는 과정에서 가장 먼저 수술을 고려한다. 하지만 수술은 시술 과정과 후에 우리 몸에 커다란 부담을 가져다주는 치료이기도 하다. 환자들 역시 이러한 사실을 전문가만큼은 아니어도 경험을 통해서, 주위의 암 환자들에게 들어서 어느 정도 알고 있다.

그래서 수술을 앞두고 기다리는 기간의 정신적인 불안감과 공포를 느낀다. 또, '수술을 받은 후에도 예상했던 것보다 회복이 느리고 후유증이 심각해서 결과가 만족스럽지 못하면 어쩌나' 하는 걱정이 든다. 따라서 암 진단 후에 수술 요법이 적용되는 환자의 경우 정신적 불안감을 해소하고 수술의 결과를 최선으로 이끌어내기 위해 특별한 준비를 해야 한다.

한의학에서는 수술을 대비하는 차원에서 체력을 강화하고 원기를 보하고 면역력을 극대화하는 방법을 쓴다. 대표적인 치료 방법으로는 면역 약침, 온열 요법, 비훈법, 발효환 처방 등이 있다. 여기에 산삼수와 개인별 맞춤 탕약을 써서 면역력을 키우는 데에 힘쓴다.

상당수의 환자들이 수술 전에 면역 치료를 받으면서 정신적 불안감을 해소하고 면역 치료를 받지 않은 환자들보다 빠른 회복세를 보였으며 후유증이 최소화되는 효과를 거두었다.

### 수술 후에 면역을 관리하라

수술을 한 암 환자라면 사실 수술만으로도 힘이 부치는데 바로 이어지는 항암 치료와 방사선 요법으로 인한 부작용까지 더해져 엎친 데 덮친 격으로 고통받는 경우가 많다. 이렇게 되면 수술 자체의 결과가 아무리 좋다고 해도 환자가 다시 건강한 모습을 회복하기가 어려워진다. 왜냐하면 수술의 결과만큼 중요한 것이 수술 이후의 관리이기 때문이다. 관리가 부족해서 암이 재발 되는 경우를 막으려면 면역을 높이기 위한 보다 적극적인 치료가 필요하다.

암 환자가 수술을 받은 후에 직면하는 가장 큰 문제는 바로 정기가 허해지는 현상이다. 정기가 허약하면 면역 기능이 떨어지고 암세포의 발생률이 높아진다. 이럴 때 한방에서는 면역 약침, 산삼수를 기본으로 뜸을 활용한다. 또 신체 활동의 균형을 잡아주고 기화 혈의 순환을 원활하게 해주는 침과 탕약을 사용한다.

이렇게 함으로써 인체의 정기가 떨어지지 않도록 하여, 전신 무기력증을 개선하고 수술 후에 생길 수 있는 후유증을 최소화한다. 그뿐만 아니라 수술 후에 이어질 수 있는 항암 치료와 방사선 치료에도 대비할 수 있다. 이는 실제 임상에서 입증된 바 있고 수술 후 후유증을 앓는 환자에게 위와 같은 면역 치료를 시행해 많은 효과를 볼 수 있었다.

## ▶ 암의 예방, 전이와 재발 방지

    암은 현대의학으로 극복하기 어려운 대표적인 난치병이다. 따라서 무엇보다도 예방이 중요하다. 일단 암이 진행된 후에는 치료하기가 매우 힘이 들 뿐만 아니라 환자 스스로도 암을 감당하기가 어렵다. 하지만 일반인의 경우에도 하루에 수천 개의 암세포가 생기고 자연 면역으로 사멸시키는 과정을 겪고 있다. 우리 몸의 면역기능이 제대로, 활발하게 작동하기만 한다면 천만 개 정도의 암세포는 스스로 없앨 수 있다. 즉, 자연 치료가 가능한 것이다. 따라서 몸에 부담이 가는 치료 이전에 면역을 키우는 것이 먼저다.

    한의학은 고대로부터 질병에 대한 예방적 치료인 섭생과 보양을 중요하게 여겼다. 그러므로 한의학은 우리 몸의 면역력을 극대화시켜서 자연치유력을 높이고 이를 통해 암을 예방한다. 한 번 암에 걸렸던 환자들의 전이와 재발 방지를 위한 치료에도 같은 원리가 적용된다. 이 때 한의학에서는 면역 약침, 발효환, 비훈법, 온열 요법과 함께 레이저 치료, 심신이완 요법, 고압산소 요법 등을 이용하고 있다.

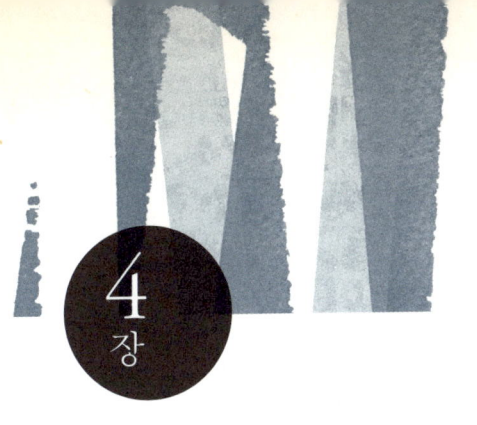

# 4장 습관이 암을 이긴다

## ▶ 암을 이기는 식습관

우리는 현대인들 사이에서 암이 급증하고 있는 주요한 원인 중 하나로 '잘못된 식습관'을 꼽는다. 오래 전부터 동서를 막론하고 '어떤 음식을 먹느냐의 문제가 그 사람의 건강 상태를 좌우한다' 것이 하나의 상식으로 자리 잡았다.

그런데도 한 번 잘못 자리 잡은 식습관은 여간해서는 고치기가 힘들다. 사람은 누구나 건강하게 오래 살고 싶어 하지 일부러 자신의 건강을 해치고자 하는 사람은 없다. 그런데도 '관심이 없어서' 혹은 '알지만 실천이 어려워서' 식생활 습관을 바로 잡지 못하고 병에 걸리고 만다. 옛말에 '음식으로 치료하지 못하는 병은 약으로도 고치지 못한다.'

라고 했다. 그만큼 건강하게 살기 위해서는 올바른 식생활 습관은 필수다. 오늘부터 식습관을 바꾸는 노력을 통해서 질병을 피하고 건강을 지키도록 하자.

**암을 예방하는 식사 수칙**

1) 식사 때마다 5가지 색 이상의 음식을 먹는다.
2) 매주 제철 야채를 한 가지 이상 첨가한다.
3) 음식에 항산화 효과가 큰 향신료와 허브로 맛을 낸다.
4) 밤밥, 고구마밥, 호박밥, 미역밥 같이 주식에 채소를 곁들인다.
5) 디저트로 과자보다는 과일을 먹는다.
6) 마늘, 생강과 같은 양념은 매일 사용한다.
7) 통밀과 잡곡을 이용한 식사를 한다.
8) 두부를 매일 한 조각씩 먹는다.
9) 편식하지 말고 영양분을 골고루, 균형 있게 섭취한다.
10) 황록색 채소 위주로 과일 및 곡물 등 섬유질을 많이 섭취한다.
11) 우유와 된장을 섭취한다.
12) 과식하지 말고 지방분을 적게 먹는다.
13) 비타민 A, C, E를 적당량 섭취한다.
14) 너무 짜고 매운 음식과 너무 뜨거운 음식을 피한다.
15) 불에 직접 태우거나 훈제한 생선이나 고기는 피한다.
16) 술은 과음하거나 자주 마시지 않는다.

### 해독작용을 하는 식품들

암에 걸리지 않기 위해서는 체내의 해독작용이 원활하게 이루어져야 한다. 해독작용은 체내에 쌓인 각종 독과 암세포가 분비하는 독성물질을 해독·정화하는 것이다. 따라서 해독작용이 활발한 몸은 암에 걸리지 않는다.

우리가 먹는 음식들 중에는 독을 해독하고 몸을 정화하는 식품이 무수하다. 이 식품을 적절한 방식으로 섭취하는 것은 암을 예방하는 좋은 방법이 된다. 우리 몸의 해독작용을 돕는 대표적인 음식들은 죽염, 마늘, 오리, 다슬기가 대표적이다. 이밖에도 황태, 무, 쥐눈이콩, 녹두, 오이 등의 음식도 해독작용을 돕는다고 알려졌다.

이렇게 해독작용을 하는 음식에는 두 가지의 특징이 있다. 강렬하게 느껴지는 맛이 없고 담백하다는 것이 첫 번째 특징이고 대소변을 잘 누게 하고 땀이 나게 한다는 것이 두 번째 특징이다.

### 세계암연구재단이 꼽은 15대 항암식품

세계암연구재단이 먹으면 항암효과를 볼 수 있는 '15대 항암식품'을 선정했다. 채소, 과일만으로 이루어진 이 리스트에서 최고의 항암식품으로 꼽힌 것은 다름 아닌 '시금치'다. 이 외에도 버섯, 콩, 마늘과 같이 우리가 일상에서 흔히 접할 수 있는 식품들이 순위에 올랐는데 자연식품, 그 중에서도 채소와 과일 위주로 만든 식단이 가장 건강한 밥상임을 알 수 있다.

● 시금치

시금치에는 암과 성인병을 유발하는 활성산소를 없애는 항산화 성분과, 베타카로틴, 비타민 C, 루테인 등이 함유되어 있다. 그런데 이러한 성분들을 섭취하기 위해서는 시금치는 가능한 재빨리 조리해서 먹어야 한다. 비타민 C의 경우에는 수용성 성질이라 물에 녹고 열에 약하기 때문이다. 루테인도 오래 조리하면 파괴되기 쉽다. 시금치를 조리할 때 식물성 기름을 사용하면 지용성인 베타카로틴, 루테인을 더 많이 섭취할 수 있다.

● 브로콜리

브로콜리에 포함된 항암성분은 셀포라판, 인돌-3-카비놀, 식이섬유 등이다. 셀포라판은 유방암 세포의 생성을 억제하고 인돌-3-카비놀은 전립선암을 예방하는 것으로 알려져 있다. 그뿐만 아니라 대장암과 폐암을 예방하는 데에도 도움을 준다. 특히 브로콜리는 미국 국립암연구소[NCI]가 최고의 항암식품으로 선정해 그 효과가 널리 입증된 바 있다.

또한 브로콜리와 같은 양배추과 채소들, 예를 들면 양배추, 순무, 냉이, 컬리플라워 등을 꾸준히 먹어주면 브로콜리와 흡사한 항암효과를 얻을 수 있다.

● 레드와인

  레드와인을 섭취했을 때 항암 효과를 기대할 수 있는 것은 '레스베라트롤'이라 불리는 포도 껍질 속에 든 성분 때문이다. 그러므로 굳이 레드와인을 마시지 않아도 포도를 껍질째로 먹거나 껍질까지 갈아낸 포도 주스를 마셔도 비슷한 효과를 얻을 수 있다.

  레스베라트롤이 항산화 작용을 하기 때문에 레드와인을 적당량 섭취하면 암을 예방할 수 있을 뿐만 아니라 심장병을 예방하고 노화를 억제할 수도 있다. 그러나 와인은 하루에 두 잔 이상 마시거나 과음하면 간에 부담을 주어 암을 유발할 수도 있으니 적당량만 섭취하도록 하자.

● 베리

  베리 중에 우리나라 사람들에게도 친숙한 것은 블루베리다. 눈 건강에 좋은 것으로 알려져 널리 판매되고 있는 블루베리는 '안토시아닌'이라는 항산화 성분이 포함되어 있다. 이 성분은 세포에 유해산소가 쌓이는 것을 막기 때문에 암 예방 효과도 있다. 검붉은 색을 띠는 안토시아닌은 블랙베리에도 함유되어 있고 크랜베리에는 안토시아닌 외에 녹차의 항암성분인 카테킨까지 들어 있다. 브라질이 원산지인 아사이베리는 백혈병 세포를 죽인다고 한다.

  이런 이유로 최근에 블루베리, 라즈베리, 크랜베리, 블랙베리, 아사이베리의 항암 효과에 연구가 집중되고 있는데 베리류 가운데서도 야생 블루베리의 항암 능력이 사람의 손에 재배된 베리들보다 뛰어난 것으로 확인되었다.

● 녹차

녹차는 그 효과에 대해서 논란이 많은 식품 중에 하나다. 하지만 전문가들에 의해 녹차에 포함된 카테킨이 암을 예방하는 효과가 뛰어난 것으로 확인되었다. 카테킨은 발암물질인 벤조피렌, 아플라톡신이 사람의 정상 유전자와 결합하지 못하도록 막아준다. 즉 발암물질이 유전자$^{DNA}$를 손상시키는 단계에서 더 나아가지 못하도록 차단하는 것이다. 따라서 카테킨을 섭취하면 이미 손상된 유전자의 회복을 도울 수 있고 암세포가 다른 부위로 전이되지 못하도록 막을 수 있다. 녹차에는 이러한 카테킨이 10~18%나 함유되어 있다. 그런데 녹차를 섭취함으로써 항암효과를 보려면 하루 5~10잔은 마셔야 한다. 차를 많이 마시는 것이 부담스럽다면 녹차 분말을 반찬에 뿌려 먹는 방법으로도 섭취가 가능하다.

● 버섯

버섯은 주로 볶거나 구워서 섭취하는 경우가 많은데 버섯의 항암성분인 베타글루칸은 열을 가해도 파괴되지 않는다. 게다가 수용성의 다당류라서 가열을 해도 영양소가 파괴되지 않는다. 따라서 찌개나 전골 등 국물이 있는 음식을 만들 때 버섯을 넣어 섭취하면 좋다. 여러 종류의 버섯 중에서도 항암 성분 베타글루칸의 함량이 가장 높은 버섯은 꽃송이버섯이다.

● 콩

　콩은 여성들에게 좋은 식품으로 유명하다. 특히 콩에 함유된 이소플라본이라는 성분이 여성의 갱년기 증상을 덜어주고 콜레스테롤을 낮춘다고 알려져 있다. 이소플라본 성분은 여성 호르몬인 에스트로겐과 비슷한 작용을 해서 식물성 에스트로겐이라 불린다. 콩에는 이러한 이소플라본과 사포닌이 많이 함유되어 있는데 두 성분 모두 항암 작용을 한다. 특히 대장암과 유방암을 예방하는 효과가 있다.

　콩을 섭취해서 항암 효과를 보려면 두부, 두유, 된장, 청국장, 콩자반과 같은 콩이 든 음식을 최소한 일주일에 2~4회는 먹어야 한다. 딱딱한 콩을 된장이나 두부, 청국장으로 만들면 부드럽게 먹을 수 있으며 소화와 흡수가 더 잘 된다.

● 마늘

　마늘에는 항화 아릴류와 S-아릴 시스테인과 같은 항암성분이 풍부하다. 마늘을 생으로 섭취하는 것보다 기름에 넣고 볶아서 먹으면 이 두 가지 성분을 효과적으로 섭취할 수 있다. 그러나 지나치게 높은 온도에서 오래 가열하면 항암성분이 분해될 수 있다. 1~2분 가량 볶는 것이 가장 적당하다. 또 생마늘은 향이 강하고 장에 자극을 줄 수 있으므로 하루 한 쪽 정도 섭취하는 것이 좋고 익힌 마늘이라면 하루 두세 쪽을 먹는 것이 좋다. 흔히 마늘을 소주에 담그거나 마늘 초절임으로 만들어서 먹기도 하는데 이렇게 조리하면 수용성 비타민인 S-아릴 시스테인이 물에 녹아서 영양소가 파괴된다. 그만큼 항암 효과가 떨어진다고 보면 된다.

마늘은 위암의 원인인 헬로코박터균의 증식을 억제하기도 한다. 조사 결과, 연간 1.5킬로그램씩 마늘을 먹는 사람이 암에 걸릴 위험은 거의 안 먹는 사람에 비해 50%나 낮다고 해서 마늘의 효과가 증명되었다.

● 토마토

채소와 과일에는 3대 항산화 비타민으로 알려진 베타카로틴, 비타민 C, 비타민 E가 풍부하다. 항산화 비타민은 노화와 암의 원인인 유해산소를 없애주는 고마운 물질이다. 또 대부분의 채소와 과일에는 식이섬유도 많이 들어 있다. 식이섬유는 대장의 움직임을 활발하게 해 발암물질 등 유해물질이 장에 머무르는 시간을 단축시키고 변비도 막아준다. 현미, 보리, 통밀 같이 도정을 안 한 곡물과 채소, 과일 등의 식이섬유가 풍부한 식품을 먹으면 대장암의 발생 위험을 낮출 수 있는 것도 그래서다.

이렇게 몸에 이로운 채소 중에서도 몸에 좋기로 유명한 토마토에는 항암, 항산화 성분 라이코펜이 풍부하다. 라이코펜의 항암능력은 여느 채소에 들어 있는 항산화 비타민인 베타카로틴이 거의 두 배에 달한다. 토마토를 올리브유 등 기름에 살짝 볶아서 먹으면 지용성인 라이코펜을 더 많이 흡수할 수 있다.

- 그밖에 항암 효과가 뛰어난 음식들

  1) 양념류

     마늘, 파, 양파, 겨자, 고추

  2) 채소류

     무, 배추, 부추, 미나리, 상추, 시금치, 가지, 쇠비름, 쑥갓, 우엉, 연근, 당근

  3) 나물류

     쑥, 달래, 냉이, 참취, 머위, 죽순, 홑잎나물, 민들레, 씀바귀, 두릅, 고구마순, 완두

  4) 버섯류

     송이버섯, 표고버섯, 팽이버섯, 느타리버섯, 능이버섯, 석이버섯, 목이버섯, 흰목이싸리버섯, 뽕나무버섯, 양송이버섯, 영지버섯, 운지버섯, 상황버섯

  5) 뿌리류

     연근, 산약, 마늘, 노근(갈대뿌리), 도라지, 모근(띠뿌리)

  6) 과일류

     복숭아, 살구, 배, 매실, 포도, 석류, 모과

**7) 씨앗류**

쥐눈이콩, 완두콩, 조, 수수, 의이인, 현미, 백편두, 팥, 귀리, 차 잎

**8) 동물류**

오리, 오골계, 거위, 소, 양, 우렁, 다슬기, 자라

**9) 기타**

(방사선 요법이나 화학 요법 전후에 몸조리와 부작용 예방에 좋은 약물)

인삼, 구기자, 오미자, 산약, 천화분, 동충하초, 영지, 호장근, 호도, 은이버섯

## ▶ 암을 이기는 생활습관

생활습관이 올바른 사람이 건강하게 오래 살 수 있는 것은 너무나도 당연한 이치다. 그래서 많은 의사와 전문가들이 올바른 생활습관을 권장하고 여러 매체들이 생활습관과 관련된 정보들을 알리려고 힘쓴다. 이러한 정보들을 많이 접해서 알고 있는 것보다 한 가지라도 제대로 실천하는 것이 중요하지만 그렇지 못한 것이 현실이다.

실제로 건강한 사람들은 건강에 대한 자만심 때문에 혹은 무관심으로 인해서 좋지 않은 생활습관을 계속 유지한다. 건강을 잃기 전에는 습관을 고칠 필요성을 느끼지 못하는 것이다. 그래서 대체로 크고 작은 질병을 앓은 후에나 금연이나 규칙적인 운동에 뛰어든다. 그런데 그

렇다고 해서 이들이 생활습관을 완전하게 개선하느냐 물으면 꼭 그렇지도 않다.

　최근의 연구 결과에 따르면 암을 이겨내고 생존한 사람들 중 상당수가 여전히 해로운 음식을 먹고 있고 운동도 충분히 하지 않는 것으로 밝혀졌다. 그 중 25%는 금연조차도 하지 않는 것으로 밝혀졌다.

　이는 미국의 유명 암 센터들이 공동으로 조사한 결과를 살펴보면 확인할 수 있다. 미국암협회에서는 암을 치료한 경험이 있는 사람들에게 하루 30분씩, 주 5회 운동을 하고 매일 다섯 접시의 채소와 과일을 먹고 금연할 것을 권유하고 있다.

　실제 암 생존자들 사이에서 이러한 권유 사항은 얼마나 지켜지고 있을까? 이 질문에 답을 얻고자 암 센터가 나서서 9천 명이 넘는 암 생존자들을 대상으로 생활습관에 대한 설문조사를 실시했다. 설문에 참여한 사람들은 암을 선고받고 2년, 5년, 10년간 생존해 있는 사람들이었다.

　조사 결과 매일 채소와 과일을 다섯 접시 이상 먹고 있다고 답한 사람은 14.8~19.0%, 일주일에 최소한 5회 운동을 한다고 답한 사람은 29.6~47.3%였다. 또 금연을 한다고 응답한 사람은 82.6~91.6%였다. 문제는 이 세 가지를 권유 사항을 모두 지키고 있는 사람이 5%에 불과하다는 점이다. 그마저도 12.5%나 되는 사람이 세 가지 습관 중에 한 가지도 지키지 못하고 있다고 응답했다. 그뿐만 아니라 암 생존자들 역시 일반 사람들과 거의 비슷하게 운동 부족이라는 사실 또한 최근의 다른 연구를 통해서 밝혀진 바가 있다.

위의 조사 결과를 보면 우리 몸에 배인 습관을 고친다는 것이 얼마나 힘든 것인가를 잘 알 수 있다. 하지만 건강을 유지하기 위해서는 먹는 습관, 운동, 흡연 등 거의 모든 생활습관을 바꾸어야 한다. 이것은 곧 우리의 삶과 직결되는 문제이며 궁극적으로 삶의 질이 개선되어야 건강한 삶을 기대할 수 있다는 점을 명심하자.

식습관이나 운동, 금연 중에 한 가지만 실천하면서 몸이 건강해질 것이라고 기대해서는 안 된다. 건강해지기 위해서는 좋지 않은 습관들을 모두 다 바로 잡고 삶을 바꾸겠다는 강한 의지가 필요하다.

### 일상에서 실천할 수 있는 면역력을 높이는 습관

면역력을 높이는 습관은 어렵거나 번거롭지 않아서 마음만 먹으면 실천할 수 있다. 사소한 습관 하나부터 바로 잡아 면역력을 높이고 병을 예방하자.

- 위생

한 연구 결과에 따르면 손을 깨끗하게 씻기만 해도 감염으로 인한 질환의 60% 정도를 예방할 수 있다고 한다. 음식물을 섭취하기 전은 물론이고 기침을 한 후, 돈을 만진 후, 대중교통을 이용한 후에는 반드시 손을 씻도록 하자. 손을 씻고 위생을 철저히 하는 습관은 본인은 물론이고 가족과 타인의 건강을 위해서도 꼭 필요하다.

● 수면

우리 몸은 8시간 정도의 수면을 취해야 면역력이 증강된다. 특히 면역력을 강화하는 호르몬인 멜라토닌은 저녁 11시부터 새벽 3시 사이에 분비된다. 따라서 적어도 11시 전에는 잠자리에 드는 것이 좋다.

● 호흡

대기는 매연과 분진에 녹아 있는 유황산화물 등에 오염되어 있다. 따라서 공중에 떠 있는 세균, 먼지가 우리 몸에 들어오는 것을 막고 질병에 걸리지 않으려면 코로 숨을 쉬어야 한다. 다행히 코에는 정화, 가습 기능이 있기 때문이다. 면역력을 높이기 위해서는 코로 호흡하고 입은 다물고 있는 습관을 키워야 한다.

● 섭취

음식을 꼭꼭 잘 씹어 먹기만 해도 신체가 활성화된다. 우리 몸은 씹는 동작을 통해서 두개골 전체가 골수를 조혈하도록 만들어져 있는데 제대로 씹지 않으면 뇌세포가 호흡을 하지 못한다. 나이가 많은 노인들이 치매에 걸리는 이유 중에 하나가 음식물을 잘 씹지 못해서임을 명심하자.

● 운동

운동은 깊은 호흡과 근육의 긴장, 이완을 통해서 혈액순환을 원활하게 하는 데 도움이 되고 부교감신경을 활성화시켜 면역계를 자극한다. 그런데 몸이 쇠약하거나 관절에 부담이 가서 격렬한 운동은 할 수 없다면 가벼운 운동인 스트레칭만이라도 꾸준히 하자. 특히 햇볕을 쬐면 자연적으로 비타민 D가 생성되는 데 도움이 되며, 면역력 증강에도 긍정적인 영향을 주기 때문에 야외에서 햇볕을 쬐면서 운동을 하는 것이 좋다.

● 자세

인간은 활동을 많이 하는 낮 시간에는 중력에 저항하면서 살 수밖에 없다. 이렇게 중력에 저항하는 동안 에너지가 소비되고 피로가 쌓이는데 뼈가 중력에 저항하지 않고 휴식을 취할 수 있는 유일한 시간이 바로 수면 시간이다. 따라서 잠을 잘 때는 충분한 수면과 휴식을 취할 수 있도록 뇌신경의 활동을 정지 상태로 만들어야 한다. 이리 저리 뒤척이거나 옆으로 누워 자는 것은 뼈의 휴식을 방해한다.

### epilogue
▶ 공동집필자
▶ 성신의 닿는 글

'십인십색<sup>十人十色</sup>'이라는 말이 있다. 열 사람이면 열 사람이 제각각 성격과 사람됨이 다르다는 뜻이다. 오늘날에는 과거보다 훨씬 더 다양성이 강조되고 있으니 이 말의 의미 역시 다양한 분야에 걸쳐서 적용할 수 있을 것이다. 의료계에서도 환자의 다양성이 존중되어야 한다. 대한민국 사망원인 1위가 암이고 암 환자가 70만 명에 달하는 가운데, 환자 개개인에 따라서 암의 양상이 모두 제각각임은 부인할 수 없는 사실이다. 그럼에도 암을 치료하는 방법으로 수술, 항암 치료, 방사능 치료 이외에 다른 치료법을 생각하지 못하는 것이 현실이다.

많은 암 환자들이 수술이나 방사선, 항암제의 후유증으로 고생하고 사망하는 모습을 보면서 나는 암 환자들의 삶의 질을 높이고 삶의 양을 늘리는 데 한의학으로 기여하고 싶어서 암 치료를 시작하였다. 십여 년간 완치가 되는 환자들이나 수명 연장이 된 환자들을 봤을 때 내가 가려고 하는 길이 결코 헛되지 않았음을 느낀다.

암이 치료가 어려운 질환이긴 하지만 한의학으로도 수술, 방사선, 항암제의 후유증을 감소시킬 수 있다. 그뿐만 아니라 치료까지도 가능하다. 무작정 서양의학에만 매달려 몸을 망가뜨리고 삶의 질을 떨어뜨리는 환자들을 볼 때마다 안타까운 마음이 앞선다. 이 책은 그런 암 환자들에게 새로운 대안을 제시해주는 도구로 사용되길 바란다. 또한 한의학을 공부하고 있는 후학들도 한의학의 우수성을 알리며 한의사로서의 자부심을 갖기를 바란다. 요즘은 더욱이 한의사를 '그저 보약 지어주는 돈 많이 버는 사람들'로 바라보지 않는가! 한의사도 질병을 없애고 사람을 치료하는 의료인이란 것을 잊어서는 안 된다.

가끔 한방으로 암을 치료한다는 것에 냉소를 보내는 한의사도 있다. 나는 흔들리지 않고 전통의학으로서의 한의학 자존심을 회복하고 치료자로서의 길을 묵묵히 걸어가고자 한다. 이 책 역시, 이러한 노력의 결과물이라고 할 수 있다. 물론 그 과정이 힘에 부치고 고될 때도 있다. 하지만 건강한 삶을 살게 해줘서 고맙다는 환자들, 면역 치료로 희망을 되찾았다고 하는 보호자들, 암 환자들을 치료하며 자부심을 느낀다는 후배 한의사들을 보면서 기운을 얻는다.

함께 집필한 김성수 원장을 비롯하여 이 책을 쓰는 데 도와준 모든 분들에게 감사를 드린다.

## 참고문헌

- 후나세 슌스케, 『항암제로 살해당하다』1, 중앙생활사, 2006, 380p

- 성신·김성수, 『인류 최후의 백신 면역』, 순정아이북스, 2010, 296p

- 국립암센터 출판부, 『암정보』, 국립암센터, 2006, 850p

- 동서간호학연구소, 『한방간호학 총론』, 수문사, 2000, 476p

- 김광호·김동영, 『동의노년양생학』, 서원당, 1999, 616p

- 조종관, 『한방 신치료 전략』, 가림출판사, 2009, 308p

- 윤성우, 유봉하, 박동원, 유기원, 「胃癌(위암)의 東醫學(동의학) 및 東西醫結合(동서의결합) 治療(치료)에 관한 文獻的 考察(문헌적 고찰)」, 대한암한의학회지, 2권 1호, 대한한의학회 대한암한의학회, 1996

- 김정범, 안규석, 금정범,「유암의 병리에 관한 문헌적 고찰」, 동의병리학회지, 9권 1호, 대한한의학회 대한동의병리학회, 대한한의학회 대한동의생리학회, 1994.

- 오태환,「肺癌(폐암)에 關(관)한 東西醫學的(동서의학적)文獻考察(문헌고찰)」, 대한한의학회지, 22호, 대한한의학회, 1991.

- 김정범, 안규석,「大腸癌(대장암)의 동서의학적 비교연구」, 동의병리학회지, 9권 2호, 대한한의학회 대한동의병리학회, 대한한의학회 대한동의생리학회, 1995.

- 구자권, 김성훈,「肝癌(간암)의 東西醫學的(동서의학적) 比較(비교) 硏究(연구)」, 대전대학교 한의학연구소 논문집, 9호, 대전대학교 한의학연구소, 1996

- 국립암센터 http://www.ncc.re.kr